AF325266

SYSTÈME NERVEUX

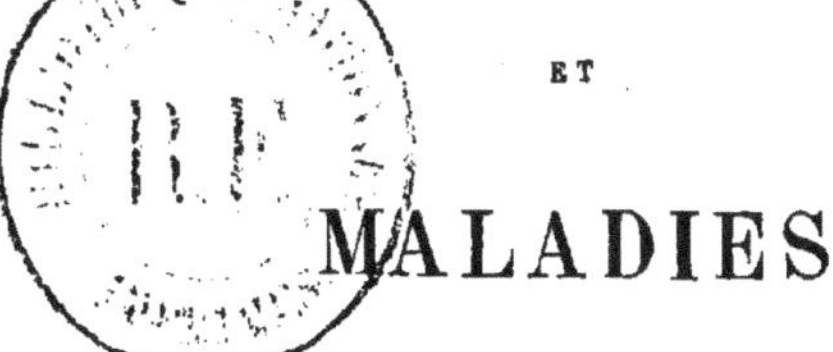

ET

MALADIES

T^d ^85
354

DU MÊME AUTEUR:

———

Traité des maladies de l'estomac; Paris, 1879. En vente à la librairie Adrien Delahaye.

Estomac et cerveau; Paris, 1884. En vente à la librairie Masson.

La névrose, Paris; 1887. En vente à la librairie Masson.

Réélon 47686.

SYSTÈME NERVEUX

ET

MALADIES

(SYNTHÈSE PATHOLOGIQUE)

PAR

Le Dr Manuel LEVEN

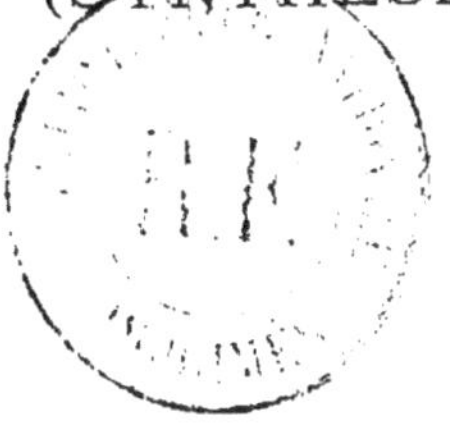

PARIS

RUEFF & Cie, ÉDITEURS

106, BOULEVARD SAINT-GERMAIN, 106

—

1893

PRÉFACE

Ce livre renferme le résumé des recherches que j'ai
faites, depuis bientôt vingt ans, à l'hôpital Rothschild et
à ma consultation. Il a pour but de faire connaître le
rôle de chacun des centres nerveux irrités dans la maladie, cerveau, moelle et centres nerveux des viscères,
et d'établir que le système nerveux irrité est la cause
productrice des maladies en général.

L'étude analytique des symptômes de chacun des
centres nerveux irrités, que l'on observe chez l'homme,
permettra au lecteur de comprendre la fonction de
chaque centre nerveux, le fonctionnement du système
nerveux et le fonctionnement de l'organisme.

La connaissance des centres nerveux viscéraux a fait
défaut jusqu'ici dans la physiologie expérimentale et elle
a manqué à la pathologie. La physiologie expérimentale

ne peut les connaître, parce que les animaux ne parlent pas leurs symptômes.

Cette lacune dans la physiologie n'a pas permis au médecin de savoir ce qu'est, en réalité, le système nerveux.

Et cependant bon nombre de théories médicales et même de théories philosophiques ont été bâties sur une physiologie imparfaite, incomplète.

Mes observations cliniques apprendront au médecin les liens intimes qui unissent le centre nerveux irrité à la maladie, quelle qu'elle soit, lui apprendront que toute maladie se compose de deux groupes de phénomènes : les phénomènes déterminés par le centre nerveux, phénomènes subjectifs, et les phénomènes que ce centre nerveux éveille dans le nerf, le muscle, l'articulation, le viscère, etc., phénomènes objectifs.

Séparant l'étude de la cellule nerveuse, qu'il n'a pas entrevue, de l'étude du nerf, du muscle, de l'articulation, du viscère, il n'a pu saisir, comprendre les phénomènes subjectifs ; toute son attention de thérapeutiste s'est bornée aux phénomènes objectifs, ce qui revient à dire que la maladie n'a jamais été traitée dans sa réalité, dans sa totalité.

La pathologie qui est actuellement enseignée est un assemblage de faits morbides dont les relations avec l'organisme n'ont pu être définies ; elle ne donne pas le moyen de faire un diagnostic précis ; elle ne peut diriger le thérapeutiste dans le traitement de la maladie, elle le laisse aller à l'aventure.

Pathologie et thérapeutique n'ont pas eu, jusqu'ici, un caractère véritablement scientifique.

Elles ne peuvent devenir une science que si l'une et l'autre sont rattachées au système nerveux.

SYSTÈME NERVEUX

ET

MALADIES

(SYNTHÈSE PATHOLOGIQUE)

PREMIÈRE PARTIE

CHAPITRE PREMIER

Organisme humain.

I

L'homme est tout entier dans le germe, c'est-à-dire dans l'œuf fécondé qui, en se développant, produit l'organisme humain.

Au début, l'œuf n'est qu'une cellule unique qui se segmente en cellules multiples ; ces cellules multiples forment elles-mêmes des colonies de cellules qui finissent par se diviser en espèces diverses, et l'on y peut distinguer, au moyen du microscope, des cellules épithéliales, des cellules embryonnaires, des cellules sanguines, des cellules nerveuses.

Chaque espèce de cellules est appelée à remplir dans l'organisme une fonction spéciale : les épithéliales, les embryonnaires s'agrégeront et composeront les tissus, les muscles, les viscères, les os ; les cellules sanguines resteront libres, séparées, et circuleront, tout le temps de la vie, dans l'immense réseau vasculaire ; les cellules nerveuses se grouperont pour faire les centres nerveux, disséminés en petits îlots, ou accumulés de manière à réaliser le centre cérébral, le centre médullaire et tous les centres nerveux viscéraux.

Ces divers centres enverront des cordons nerveux, sensitifs et moteurs dans les tissus, dans les muscles, dans les articulations, dans les os, dans les vaisseaux, etc.

Les centres nerveux sont destinés à animer le corps humain ; ils seront les instruments de la pensée, ils mettront en activité le muscle, régleront la fonction des viscères, la circulation du sang, la nutrition des diverses espèces de cellules, y compris la nutrition des cellules nerveuses.

L'œuf humain, composé de tous ces éléments anatomiques, évolue durant neuf mois, grandissant sans cesse, se nourrissant, à la façon d'une plante, de l'aliment que lui portent les vaisseaux sanguins de la mère, et quitte le ventre de la mère après neuf mois révolus.

Je démontrerai que l'œuf n'arrive sûrement à terme, avec toute son expansion, que si les systèmes nerveux du père et de la mère sont bien équilibrés.

La période de la vie intra-utérine achevée, l'individu continuera la vie, si les parents savent ui donner la quantité d'aliment matériel nécessaire au développement et à l'entretien de l'organisme, et le placer dans les conditions d'hygiène que réclame la cellule nerveuse, si l'individu lui-même, arrivé à la période de maturité et de liberté absolue, continue de suivre les règles d'hygiène dont a besoin la cellule nerveuse.

Alors, il remplira la carrière de vie, à laquelle il est prédestiné par les lois de l'hérédité vitale, et il vivra le nombre d'années auxquelles il a droit.

II

PHYSIOLOGIE. — LA CELLULE NERVEUSE

Tout centre nerveux se compose d'une agglomération de cellules nerveuses.

La cellule nerveuse, qui est la dominante parmi toutes les cellules qui composent l'organisme, a pour fonction d'entretenir l'activité vitale de toutes les cellules du corps, leur nutrition ; chacune de ces cellules corporelles a pour propriété de s'assimiler l'aliment qui lui vient du monde extérieur ; mais la cellule nerveuse règle leur alimentation (c'est ce que démontrera la clinique), est cause qu'elles continuent de prendre l'aliment à une dose qui est toujours uniforme, toujours la même, tant que la cellule nerveuse reste à l'état de santé.

Celle-ci, pour fonctionner, se charge, sous l'influence de la vie et de la nutrition, de fluide nerveux, fluide dont nous ne connaissons pas la nature, qu'elle dépense pour mettre en activité les cellules des viscères, des muscles, etc.

Chaque cellule nerveuse est une individualité dont dépend le nerf qu'elle émet; le nerf ne vit, ne vaut que par sa cellule nerveuse ; celle-ci a une activité automatique, peut entrer en fonction par elle-même, ou bien elle attend une impression périphérique pour dépenser son fluide.

Il y a deux espèces de cellules nerveuses : la cellule sensitive et la cellule motrice.

La cellule sensitive cherche ses impressions à la périphérie, ou à l'intérieur du corps, par le nerf sensitif.

La cellule motrice n'entre en activité que pour faire contracter la fibre musculaire.

Les relations de la cellule sensitive et de la cellule motrice sont intimes; l'impression sensitive peut rester localisée dans la cellule sensitive et s'y éteindre, mais souvent elle dépasse le champ de cette cellule, et celle-ci imprime son activité à la cellule motrice ; cette transmission de la sensation de la cellule sensitive à la motrice est ce que l'on a appelé le pouvoir réflexe, la réflectivité. La fonction du cœur est entretenue, tout le temps de la vie, par la réflectivité; la cellule sensitive du plexus cardiaque est continuellement tenue en activité par le sang qui arrive au cœur, et cette cellule sensitive impressionne la cellule motrice du cœur qui met en jeu la fibre musculaire cardiaque.

Les cellules du cerveau, les cellules de la moelle

contribuent aussi à assurer le jeu constant du cœur, de manière que ses battements ne s'arrêtent pas.

Les impressions sensitives que la cellule sensitive cherche à la périphérie sont d'espèces différentes, et varient selon la fonction dévolue à cette cellule ; ainsi, la cellule du tubercule quadrijumeau n'est capable de collecter que des impressions lumineuses ; si elle s'irrite, elle nous fait voir spontanément des rayons lumineux.

Les cellules qui émettent le nerf auditif ne reçoivent que des impressions de vibrations des corps, vibrations produisant des bruits, des sons, des cloches. Leur irritation fait revivre, spontanément, les impressions collectées par cette espèce de cellules.

Les cellules de la moelle, d'où partent les nerfs sensitifs de la périphérie, groupent les sensations de contact, de température des corps extérieurs. Irritées, elles nous font sentir les divers points du corps, sans qu'il se soit produit aucun contact.

Les groupes cellulaires des organes des sens ont chacun un rôle spécial, mais concourent tous vers un même but, qui est d'informer l'esprit des phénomènes du monde ambiant.

III

CENTRES NERVEUX VISCÉRAUX.

Les cellules nerveuses sont groupées, en masses, pour faire les centres nerveux des viscères ; ces cellules ont une structure différente des cellules de la moelle et des cellules du cerveau. Elles constituent les ganglions du grand sympathique : ces cellules envoient aux viscères les deux espèces de nerfs : nerfs sensitifs et nerfs moteurs ; ces nerfs ont, comme les cellules, une structure spéciale et ne peuvent être assimilés aux nerfs de la moelle ; leur mode de sensibilité, sensibilité de la cellule et du nerf, se distingue de la sensibilité de la cellule médullaire et de la sensibilité des nerfs médullaires. Les douleurs provoquées par ces cellules sympathiques et leurs nerfs sont angoissantes, bien plus intolérables que les douleurs des nerfs médullaires, et épuisent plus vite le système nerveux que les douleurs des nerfs médullaires.

Les contractions que la cellule motrice et le nerf

moteur du sympathique impriment aux fibres musculaires sont autres que les contractions dues à un nerf
moteur de la moelle ; le nerf médullaire produit des
contractions musculaires rapides qui cessent promptement. Les contractions du muscle, dues au nerf sympathique, se font avec la plus grande lenteur et ne cessent
que peu à peu. Les cellules de la moelle peuvent s'épui-
ser, se paralyser ; c'est ce que l'on observe chez le
malade, alors que l'action réflexe est anéantie ; une
cellule du grand sympathique ne se paralyse jamais ;
aussi, les termes « paralysie de l'estomac » ou « paralysie
de l'intestin » sont impropres ; la cellule du sympathique
ne se paralyse jamais. Elle peut momentanément se
fatiguer, perdre de son activité, mais celle-ci se refait
toujours. Le centre nerveux viscéral, par le repos, se
recharge toujours de fluide nerveux, de manière à
récupérer sa fonction.

L'activité des viscères est assurée par leur organisation nerveuse et se prolonge même quelques heures
après la mort.

Les centres nerveux des viscères constituent une
grande unité nerveuse ; ils sont reliés les uns aux autres
par des cordons nerveux ; ils s'influencent réciproquement dans leur fonction et ils s'influencent pour développer la maladie. Toute affection pathologique d'un
viscère abdominal peut être cause d'une maladie d'un
viscère thoracique ; ils sont tous dépendants les uns
des autres.

Le système du grand sympathique ne constitue pas un système nerveux isolé ; il règle la fonction respiratoire, circulatoire, sécrétoire, mais il est influencé continuellement dans l'exercice de ses fonctions par les cellules de la moelle, dont il reçoit des cordons nerveux qui les mettent en communication, par les cellules du cerveau qui réagissent sur le grand sympathique par l'intermédiaire des cellules de la moelle. Chaque viscère qui fonctionne impressionne moelle et cerveau, et, inversement, cerveau ou moelle réagissent sur la fonction viscérale.

La clinique démontrera cette intimité des centres, de manière que tous les centres nerveux, cerveau, moelle et plexus viscéraux, ne forment, en réalité, qu'une unité nerveuse.

C'est cette unité nerveuse qui assure l'unité de l'organisme ; c'est par cette unité que l'esprit est toujours informé de ce qui se passe dans tout le corps ; c'est par cette unité que l'esprit communique ses impressions, de quelque nature qu'elles soient, sensibilité physique ou morale, émotions, passions, au corps tout entier jusque dans ses dernières extrémités.

IV

L'unité fonctionnelle de l'organisme nous conduira
à démontrer l'unité pathologique. Les fonctions dépendent toutes de la cellule nerveuse ; le lecteur verra
que la maladie dépend aussi de la cellule nerveuse ; elle
est éveillée par la cellule nerveuse souffrante, et elle ne
guérit que si la cellule se rétablit. Les maladies se présentent, en nombre indéfini, avec des formes multiples,
des apparences diverses, mais la pathogénie qui doit
servir à caractériser la maladie étant une, toujours
d'origine nerveuse, les maladies, malgré leur gravité,
leur durée variable, sont de même essence et ne forment
qu'une unité pathologique.

L'unité nerveuse des centres nerveux du grand sympathique est cause qu'une maladie de l'abdomen, une
métrite par exemple, pourra être suivie d'une maladie
thoracique, une pleurésie ou une congestion pulmonaire ; une congestion du foie pourra entraîner une
crise d'angine de poitrine ou des palpitations, etc.

Le grand sympathique, réagissant sur les cellules de la moelle ou du cerveau, pourra, s'il est malade, provoquer des névralgies ou des maux de tête, des vertiges, etc., des bourdonnements d'oreilles. Inversement, le cerveau, à la suite d'émotions, de chagrins réagissant sur la moelle, produira une jaunisse, des palpitations, une incontinence d'urine ; de même, la moelle peut être cause d'asthme, de bronchite, de pneumonie, etc.

Chaque centre peut produire certains groupes de maladies, et je passerai en revue les diverses maladies dues à chacun des centres.

Association intime des centres pour entretenir la santé, association pour provoquer une série de maladies successives, qui ne s'enrayera que si la cellule nerveuse revient à l'état d'équilibre.

Santé et maladie ont leur origine dans le système nerveux.

CHAPITRE II

Clinique. — Cellule nerveuse irritée.

Les diverses espèces de cellules nerveuses fonc-
tionnent silencieusement, sans se manifester ; la cellule
optique envoie les rayons lumineux à l'esprit ; mais nous
ne sentons pas cette cellule ; la cellule auditive envoie
les rayons sonores, et nous ignorons cette cellule ; il en
est de même pour toutes ; c'est là l'état de santé de la
cellule ; elle ne nous parle pas de ses opérations qu'elle
continue toute la vie, pourvu que sa capacité fonctionnelle ne soit pas dépassée : une lumière trop vive rendra
la cellule visuelle perceptible, et alors elle se fait sentir ;
elle nous fait voir des rayons lumineux de tous genres ;
de même, un son trop fort rend la cellule auditive douloureuse, et le son continue de se faire entendre après
qu'il a cessé au dehors. La cellule auditive nous fait
entendre alors des bruits multiples, des cloches, des
bruits de vapeur d'eau, des sifflets, etc. La cellule

olfactive nous fera percevoir des odeurs qui n'existent pas, si elle souffre. L'excès de travail intellectuel rendra la cellule cérébrale douloureuse, et elle déterminera des rêves, des cauchemars, etc.

D'une manière générale, si la somme et la nature des impressions périphériques dépassent la puissance de réceptivité de la cellule, celle-ci devient sensible, se traduit par des symptômes qui durent autant que la cellule souffre. La cellule, qui est muette à l'état de santé, se manifeste, parle par ses symptômes, lorsqu'elle a reçu des impressions excessives. Et ces symptômes varient avec chaque groupe cellulaire. La transition de l'insensibilité de la cellule à la sensibilité perçue de la cellule est ce que je dénomme *irritation de la cellule*, irritation dont le degré varie à l'infini.

L'irritation se dessine, pour les divers centres, avec un type spécial; la cellule cérébrale irritée s'accuse par trois symptômes : mal de tête, vertige, insomnie; la cellule de la moelle irritée est douloureuse, brûlante, glacée, donne une sensation de démangeaison, etc.

La cellule du plexus solaire se fait sentir par lourdeur, crise de douleur, douleur angoissante, chaleur, froid, chatouillement; il en est de même des cellules des plexus intestinaux, etc.

L'irritation de la cellule ne se limite pas à la cellule, ne se caractérise pas seulement par leurs phénomènes, quelquefois même elle ne se fait pas sentir; mais elle porte toujours l'irritation aux nerfs sensitifs et moteurs;

un nerf sensitif ne devient sensible que par les cellules nerveuses ; toute névralgie vient des cellules nerveuses, et dure autant que l'irritation cellulaire ; de même un spasme, un tremblement, ont leur cause dans la cellule nerveuse irritée.

Les symptômes des nerfs sensitifs sont identiques à ceux de la cellule sensitive irritée, et l'irritation d'un nerf moteur se traduit par des troubles de contractilité musculaire.

Une névralgie, une convulsion, ont leur source dans l'irritation cellulaire, et non dans une diathèse.

Jusqu'ici, aucun pathologiste ne s'est préoccupé de la cellule nerveuse, elle a été oubliée, et cet oubli a faussé toute la pathologie ; c'est la cellule nerveuse irritée qui, comme on le verra, irrite les nerfs et, à la suite, trouble la fonction des viscères ; c'est elle aussi qui fait la lésion ; c'est elle que le thérapeutiste doit donc viser s'il veut guérir une névralgie, une maladie quelconque ; la santé du viscère dépend de la cellule nerveuse ; c'est d'elle aussi que sa maladie dépend ; son influence pathogénique a été méconnue jusqu'ici ; c'est pour ce motif que toute la question étiologique, en pathologie, est restée si vague et si obscure ; c'est pour ce motif que, dans la plupart des cas, le diagnostic de la maladie est nécessairement imparfait et souvent impossible à faire.

Tout le système nerveux, foyer de l'activité vitale, moteur de l'organisme, n'a été étudié par les pathologistes que quand ses cellules sont lésées, dans l'apoplexie cérébrale, la myélite, etc. Mais le plus souvent, heureusement, la cellule nerveuse ne s'altère pas et est cause de maladie ; elle s'accuse par ses symptômes propres, elle fait des lésions. Dans tous ces cas, qui forment la plus grande partie de la pathologie, la cellule a été omise.

Ce livre montrera son véritable rôle pathogénétique.

II

CENTRE NERVEUX IRRITÉ.

Le système nerveux, tout entier, fonctionne silencieusement tant qu'il n'est pas malade ; il accomplit mille opérations diverses, règle le jeu de tous les viscères de la vie végétative, règle la circulation sanguine, la nutrition ; il porte à l'esprit les impressions des organes des sens, les impressions des nerfs sensitifs de la peau, des muqueuses, les impressions des cellules nerveuses de tous les centres nerveux ; il fait contracter les muscles de la vie de relation, les muscles des viscères. Ce fonctionnement général, silencieux, correspond à l'état de santé, et les impressions que reçoit l'esprit lui sont agréables.

Dès que l'homme impose à un centre nerveux quelconque un travail exagéré, ce centre nerveux s'irrite et l'immense chaîne nerveuse qui englobe tout l'organisme de ses réseaux nerveux, — chaîne composée d'un

grand nombre d'anneaux opérant chacun sur son territoire organique, et opérant ensemble avec la plus parfaite harmonie, pour entretenir la vie de l'organisme —
se rompt, l'unité nerveuse se brise et le centre nerveux devient sensible à sa façon ; il se manifeste
dans son ensemble comme la cellule nerveuse même,
et porte le désordre dans l'organe qu'il est chargé de
diriger.

L'esprit ne peut bien conduire la machine humaine
que si l'unité nerveuse subsiste, et alors il est régulièrement informé de ce qui se passe dans la machine,
recevant des sensations de mille espèces différentes, les
unes claires et conscientes, les autres vagues, obscures ;
mais il les reçoit toutes, prêtant son attention aux unes,
et laissant les autres dans l'ombre.

Quand cette unité est rompue, la maladie commence.
Quelle voie suivra la maladie, quelle sera son évolution, et quel sera le genre de maladie que produira le
centre nerveux ?

Le centre nerveux s'accuse par ses symptômes
personnels ; si ces symptômes ne paraissent pas, il
ira porter le trouble dans la fonction de l'organe qui
reçoit ses nerfs ; il fera la lésion de l'organe, congestion, hémorrhagie, flux, phlegmasie ; la lésion est
une conséquence de l'irritation nerveuse ; elle n'est
pas distincte de la névrose, n'en est pas détachée.
Névrose et lésion évoluent simultanément, s'engendrent ; ce ne sont pas deux faits pathologiques

qu'il faut séparer; la clinique démontrera les relations des deux.

Quand un des anneaux de la chaîne nerveuse devient souffrant, il ne reste pas souffrant isolément; ce système nerveux qui vibrait à l'unisson dans la santé, dans toutes ses parties, se ressentira de l'irritation d'un des centres dans toute son étendue; il vibre encore à 'unisson dans la maladie, mais il vibre d'une manière morbide. Chaque centre nerveux deviendra successivement irrité si un des centres est irrité, et, finalement, le système nerveux tout entier sera irrité.

Citons quelques faits cliniques pour bien me faire comprendre. La rupture de la chaîne nerveuse peut se faire par l'irritation d'un centre quelconque : cerveau, moelle, ou un plexus quelconque d'un viscère; si elle débute par le cerveau, des maux de tête, des vertiges, l'insomnie, apparaîtront d'abord ; l'irritation cérébrale entraînera l'irritation médullaire, et des névralgies, des désordres des organes des sens viendront à la suite ; puis, l'irritation ira à un plexus viscéral, au plexus solaire ou au plexus cardiaque, ou au plexus pulmonaire, etc., et l'irritation de ces divers centres sera suivie de dyspepsie, d'angine de poitrine ou de palpitations, ou encore d'une affection quelconque du poumon, bronchite, pleurésie, etc. Que l'irritation débute dans la moelle, des névralgies multiples seront senties d'abord, et à la suite viendra la dyspepsie, ou la maladie d'un viscère quelconque. Enfin, si le centre nerveux de l'estomac est le premier atteint, si la dyspepsie est le premier fait, les maux de tête, l'insomnie, la suivront ou bien le rhumatisme, les névralgies; ce qui veut dire que l'irritation du plexus solaire provoquera celle du cerveau et de la moelle.

Ainsi, chaque centre propage son action morbide ; cette irritation progressive peut se faire à de longs intervalles, laissant du repos au malade durant un certain temps, des éclaircies de santé relative; mais elle se continuera fatalement, développant des maladies diverses en apparence, mais unes par leur origine, le centre nerveux ; elles sont toutes provoquées par une même cause, et la maladie ne s'éteindra que si tous les centres retrouvent leur équilibre, si l'unité nerveuse se refait. C'est sur elle qu'est fondée la santé; de même, elle fait la maladie si elle est brisée.

La maladie suivra toute la chaîne nerveuse; elle peut, en quelque sorte, être prévue par le clinicien ; chaque centre a son action pathogénique, chaque centre éveille des maladies qui tiennent à sa fonction.

L'étude de l'action pathogénique me conduit à analyser les symptômes de chaque centre nerveux viscéral, les symptômes qui relèvent de la cellule cérébrale et de la cellule médullaire, etc., à réintégrer le système nerveux dans la pathologie des viscères d'où il avait été injustement écarté, et les relations des centres nerveux et des maladies. C'est en quelque sorte toute la pathologie que j'ai à refaire ; c'est une pathologie nouvelle qui fera comprendre la cause des maladies, leur nature, et donnera à la science médicale une précision et une unité qui lui font défaut actuellement.

CHAPITRE III

Maladies..

Pour faire la description de la maladie rapportée à son centre nerveux, je présenterai des faits types que je puiserai dans le grand nombre d'observations que j'ai recueillies, soit dans mon service d'hôpital, soit dans ma consultation privée, et j'en présenterai le moins possible, pour ne pas lasser l'attention du lecteur, mais en nombre suffisant pour qu'il puisse retrouver lui-même ce que j'ai observé chez le malade.

Il se convaincra, par ces faits relatés sous un jour nouveau, qu'il faut éliminer de la pathologie la plupart des diathèses, ce mot ne signifiant qu'une disposition morbide ; tous les phénomènes qui ont été groupés sous le nom de diathèse sont les phénomènes appartenant au centre nerveux, ou produits par ce centre.

Il se convaincra que le rôle de l'anémie a toujours été exagéré, et qu'elle est loin d'avoir, en clinique, l'importance qu'on lui attribue depuis l'origine de la médecine; l'anémie n'est jamais un fait premier, sauf à la suite d'hémorrhagies, mais elle est un fait secondaire tenant de l'irritation nerveuse.

La division des maladies, en névroses et maladies avec lésions, n'a pas de fondement ; névrose et maladie avec lésions ne font qu'une unité morbide, et on ne doit pas séparer la névrologie du reste de la pathologie. Ces divisions instituées jusqu'ici sont toutes arbitraires; primitivement, elles avaient mis quelque ordre dans la pathologie si obscure du dernier siècle ; mais cet ordre n'était qu'apparent; elles nous ont fait une pathologie diffuse dans laquelle le clinicien ne trouve pas de lien et pas de guide pour le diriger dans la question si épineuse du diagnostic et de la thérapeutique.

Dans l'état actuel de la science, toute maladie est en quelque sorte un fait qu'il ne peut s'expliquer, et, si chez un même individu il s'en produit une série, il les considère toutes comme des entités distinctes, ne sachant où en chercher les causes.

Je ferai la description des maladies avec la description de chaque centre nerveux d'abord ; puis, quand cette description sera faite, le lecteur, rapprochant tous les faits, pourra comprendre l'influence de tout le système nerveux malade sur l'ensemble de l'organisme.

La cellule nerveuse est l'agent de toute maladie parce qu'elle représente l'organisme humain devant le monde extérieur, parce qu'elle reçoit toutes les

impressions du monde pour les transmettre à l'organisme ; la cellule cérébrale subit l'action des émotions,
des chagrins, est influencée par les vibrations des
cellules des organes des sens; lorsque le terme de
son impressibilité est dépassé, elle s'irrite.

Les cellules de la moelle s'étalent à la périphérie ou
à l'intérieur du corps par les nerfs sensitifs qu'elles y
répandent, par les nerfs viscéraux, les nerfs musculaires, etc. ; que la périphérie de ces nerfs soit violentée
par un froid ou une chaleur excessive par un désordre
fonctionnel d'un viscère, immédiatement la cellule
médullaire souffre, s'irrite et éveillera la maladie dans
les nerfs, dans les viscères. Si un aliment ou une boisson
de mauvaise nature sont introduits dans l'estomac,
c'est la cellule du plexus qui est atteinte; aussi la
maladie peut arriver par un de ces trois centres
nerveux; elle peut encore débuter par un centre nerveux viscéral quelconque.

La dissociation nerveuse peut donc avoir son
origine dans un centre quelconque irrité, et l'irritation se continuera progressivement dans tous les autres
centres.

La clinique mettra en évidence l'évolution morbide.

Je commencerai d'abord par étudier les diverses affections résultant de l'irritation de la cellule de la moelle.

La moelle logeant les cellules des organes des sens,
envoyant des nerfs sensitifs à la peau, aux muqueuses,
à tous les tissus, envoyant les nerfs aux viscères de

toutes les cavités du corps, depuis le nez jusqu'à la partie inférieure de l'abdomen, la moelle groupant les cellules sensitives et motrices, on comprend le grand nombre de maladies qui peuvent avoir leur principe dans l'irritation de la cellule médullaire (1).

Un groupe de cellules médullaires peut s'irriter isolément, mais l'amoncellement des cellules dans toute la hauteur de la moelle fait que l'irritation se propage souvent dans le voisinage, ou peut passer d'une partie de la moelle à une partie très éloignée ; les cellules peuvent se calmer spontanément dans la partie primitivement atteinte, et l'irritation se propagera d'elle-même dans un autre champ de cellules.

L'irritation de la cellule médullaire n'est autre chose que ce qui est appelé communément l'irritation spinale, qui est d'une très grande mobilité ; cette irritation s'étend fatalement à toute la série de nerfs qui partent des divers groupes cellulaires.

(1) Je rattache à la moelle les groupes cellulaires de tous les organes des sens, groupe des tubercules quadrijumeaux, groupe des cellules des nerfs olfactifs et les groupes des cellules situées dans le bulbe.

CHAPITRE IV

Moelle. — Irritation des cellules sensitives et motrices.

La moelle, formée de deux espèces de cellules, cellules sensitives et motrices, peut s'irriter dans chacune de ces espèces isolément, ou simultanément dans les deux ; l'irritation de la cellule sensitive peut entraîner l'irritation de la cellule motrice, par suite de leur proximité.

L'irritation de l'un ou l'autre genre de cellules amène consécutivement l'irritation du nerf sensitif ou du nerf moteur.

La cellule sensitive comprend la cellule de la sensibilité générale et la cellule des organes des sens, logée dans la moelle.

Il nous faut passer en revue la série de faits pathologiques dus à l'irritation des deux espèces de cellules.

I

CELLULES DE LA SENSIBILITÉ GÉNÉRALE
ET NERF SENSITIF.

La cellule sensitive atteinte, par exemple, par un froid intense devient immédiatement perceptible à la conscience, et se trahit par la sensation de douleur, de froid, d'eau froide coulant le long de la colonne vertébrale, par la sensation de chaleur, de brûlure, de démangeaison ; ces diverses sensations s'étendent à tout le champ des cellules irritées et peuvent occuper une partie du dos, ou toute la longueur de la colonne vertébrale.

Ces diverses sensations peuvent traduire seules l'impression d'un refroidissement, mais bien souvent la cellule sensitive n'est pas seule frappée, la cellule motrice l'est également, et le nerf moteur à la suite, et alors les muscles sont pris de contractions involontaires, de tremblements ; c'est le frisson qui annonce et précède l'inflammation d'un organe, ou une maladie fébrile.

C'est la cellule nerveuse qui règle les combustions de l'organisme, la température du corps ; la température du corps n'est normale, à 37 degrés, qu'à la condition que la cellule soit à l'état physiologique, à l'état de santé ; l'irritation de la cellule exagérera les combustions, et fera une température fébrile qui durera autant que l'irritation et ne reviendra à 37 degrés que si l'irritation cesse. La fièvre est toujours d'origine nerveuse ; elle peut bien être provoquée par l'invasion microbienne, mais la fièvre n'est pas due directement au microbe ; elle est due à l'irritation de la cellule nerveuse que provoque la présence du microbe ; la cellule nerveuse lutte pour ramener la température à son taux normal ; la cellule nerveuse irritée tend toujours à récupérer son état physiologique, et travaille en quelque sorte spontanément à rétablir la santé. L'irritation se prolongeant un temps trop long, les combustions organiques étant exagérées un temps trop long, la cellule nerveuse perd sa vitalité, s'affaisse ; la mort est consécutive à une température de 44 degrés qui se prolonge au delà de quelques jours, ou à une température trop abaissée, de 35 degrés par exemple.

La cellule nerveuse a besoin d'un foyer de chaleur constant pour bien fonctionner ; elle souffre d'une chaleur organique exagérée dans l'un ou l'autre sens, de l'élévation ou de l'abaissement de chaleur, et c'est elle qui a la mission d'entretenir le foyer.

La fièvre est toujours proportionnée au degré d'irritation de la cellule nerveuse et à l'étendue du champ cellulaire irrité.

Toute irritation cellulaire entraîne l'irritation du nerf sensitif émis par le groupe cellulaire; l'irritation du nerf n'est que la névralgie proportionnée à l'irritation des cellules, et en dépendant exclusivement. La cessation de la névralgie n'est possible qu'à la condition que la cellule sensitive récupère son état physiologique.

Il me faut m'arrêter quelques instants à la description des principaux types de névralgies que le médecin observe journellement.

II

NÉVRALGIES.

1° *Nerf trijumeau.*

Le nerf trijumeau donne la sensibilité à la peau, aux muscles du crâne, du front, des paupières, au globe oculaire, aux joues, aux cavités du nez, à la partie extérieure du nez, aux mâchoires supérieure et inférieure, aux dents.

Ce nerf a son origine dans une grande agglomération de cellules sensitives situées dans le bulbe. Diverses parties de cette agglomération peuvent s'irriter isolément ; il en résultera que la sensibilité douloureuse, que la névralgie de diverses branches du trijumeau peut se produire dans telle ou telle partie de la peau ou des muscles du crâne, du front, des paupières, des joues, du nez, dans les cavités du nez, dans les mâchoires, dans les dents ; les douleurs dentaires, la carie dentaire, ont leur origine dans l'irritation des cellules du trijumeau ; bien souvent les douleurs coexistent avec des dents très saines et leur extraction faite sans raison ne sert qu'à augmenter l'irritation de la cellule sensitive, par suite du traumatisme.

L'irritation des cellules du trijumeau entraîne aussi l'irritation des nerfs vaso-moteurs de la muqueuse du globe oculaire, de la glande lacrymale, de la muqueuse du nez; il en résulte la congestion, l'inflammation de la muqueuse du globe oculaire, le larmoiement, le coryza, les saignements de nez.

Les troubles de sensibilité du crâne, de la face, des diverses cavités de la face peuvent se compliquer d'autres phénomènes. Les cellules du trijumeau voisines des cellules motrices du nerf facial peuvent être cause d'irritation des cellules motrices du facial, et le tic facial s'ajoutera alors aux névralgies.

La proximité des cellules du nerf auditif expose celles-ci aussi à l'irritation; les bourdonnements d'oreille, la demi-surdité, pourront aggraver l'état morbide qu'a déterminé le trijumeau.

L'irritation des cellules du trijumeau ne se fait pas sentir seulement dans le voisinage; elle peut influencer à distance d'autres groupes cellulaires, comme les cellules du cerveau ou les cellules des tubercules quadrijumeaux. Les maux de tête, les vertiges, l'insomnie, qui caractérisent l'irritation de la cellule cérébrale, les désordres de la vue, dus à l'irritation de la cellule du tubercule quadrijumeau, accompagneront souvent les névralgies du trijumeau.

2° *Nerfs cervico-occipitaux.*

Ils innervent la peau et les muscles de la nuque et du cou. Si les cellules médullaires dont ils émergent sont irritées, la peau et les muscles de la nuque et du cou deviennent sensibles, et quelquefois si douloureux, que l'individu ne peut tenir la tête sur l'oreiller, que les muscles de la région perdent toute liberté de contraction.

3° *Nerfs cervico-brachiaux.*

Les cellules de la moelle qui leur donnent naissance, irritées, sont cause de sensibilité, de douleurs du dos, de l'articulation de l'épaule, du bras, de l'avant-bras, et la sensibilité, la douleur, se transmettent jusque dans les doigts de la main ; tout mouvement de l'épaule, du bras, de l'avant-bras, de la main, devient pénible et parfois impossible.

L'irritation des cellules des nerfs cervico-brachiaux se prolonge des semaines ou des mois, surtout si le thérapeutiste n'intervient pas à propos, et peut être suivie d'atrophie musculaire.

4° *Nerfs intercostaux.*

De toutes les névralgies, la plus commune, la plus fréquente, est la névralgie de la 6ᵉ, 7ᵉ ou 8ᵉ paire intercostale ; les cellules correspondantes à ces trois groupes sont le plus souvent atteintes chez le nerveux, alors que le système nerveux est fatigué et que la dissociation nerveuse commence. Dans la dissociation nerveuse, fréquemment la moelle est frappée la première, et ces névralgies intercostales sont le prélude de tous les désordres nerveux.

Ces névralgies durent un temps indéfini ; je les ai vues qui duraient depuis vingt-cinq ans chez un malade ; elles sont le précurseur de la dyspepsie, elles rendent difficile la contraction des muscles intercostaux, gênent la respiration, éveillent la dyspepsie et en imposent souvent pour une pleurésie ou une affection cardiaque.

5° *Nerfs lombo-abdominaux, sacrés, fessiers, crural, sciatique.*

L'irritation spinale peut débuter dans la partie inférieure de la moelle et provoquer la sensibilité de ces divers nerfs isolément, ou simultanément, selon l'étendue du champ cellulaire atteint. Les muscles des reins, douloureux, empêchent la station ou la marche ; les muscles fessiers deviennent sensibles, rendent la position assise pénible ; enfin, les nerfs crural et sciatique irrités gênent la contraction des muscles des membres inférieurs, rendent la marche incertaine et fatigante.

Chez la femme, la période menstruelle est souvent précédée d'irritation spinale, et accompagnée de douleurs lombaires et abdominales ; chez l'homme, l'excès de marche ou de station peut produire la même irritation.

6° *Nerfs vaso-moteurs.*

L'irritation transmise aux nerfs vaso-moteurs qui vont aux articulations est cause que l'articulation se congestionne, devient le siège d'épanchement plus ou moins considérable, ou encore de dessiccation de l'articulation qui fait entendre des craquements articulaires au malade, craquement localisé ou généralisé ; l'épanchement peut se produire dans l'articulation de l'épaule ; mais bien plus souvent, il se produit dans le genou gauche, et postérieurement dans le genou droit.

L'hydarthrose est commune chez l'enfant nerveux. Un système musculaire qui se contracte mal et répond mal à la volonté détermine des chutes fréquentes ; l'épanchement précède souvent la chute et est attribué à tort à la chute ; l'hydarthrose est un fait d'origine nerveuse, plus souvent qu'une conséquence de traumatisme.

III

RHUMATISME.

La cellule sensitive irritée donne l'irritation au nerf
sensitif qui va à la peau, au muscle, à l'articulation ;
l'irritation de la cellule et du nerf, c'est le rhumatisme
de la peau, du muscle, de l'articulation, rhumatisme
qui n'est que l'irritation spinale, rhumatisme mobile
comme l'irritation spinale, qui saute d'une région de la
moelle à la voisine, ou à une autre éloignée. On voit
donc, par la définition nerveuse du rhumatisme, que je
l'assimile entièrement à la névralgie. Que l'irritation de
la cellule soit forte, il se fait de la fièvre, et le rhumatisme est dit subaigu ou aigu. Si toutes les cellules
sont irritées, tous les nerfs sensitifs, moteurs, vaso-
moteurs seront simultanément irrités, et la fièvre attein-
dra au maximum, 40 degrés ; la fièvre peut être la
première manifestation de l'irritation, manifestation

qui restera isolée un ou deux jours, et les nerfs ne sont pris que consécutivement, ou bien la fièvre survit encore aux phénomènes des nerfs : c'est la fièvre dite rhumatismale.

Dans le rhumatisme articulaire aigu, l'irritation spinale se généralise ; toute la peau du corps, tous les muscles, les articulations deviennent douloureux ; la peau ne supporte plus le moindre contact, les muscles ne peuvent se contracter, se convulsent, les articulations sont le siège d'épanchements de sérosité ; c'est par régions que ces phénomènes paraissent avec un maximum de violence ; un jour, le côté droit du corps est plus atteint que le gauche, ou inversement ; la mobilité des symptômes ne dépend que de la mobilité de l'irritation médullaire.

Les nerfs des glandes de la peau amènent des sudations profuses ; les nerfs sensitifs de la peau produisent les éruptions cutanées, érythème, eczéma, urticaire, etc., que l'on observe si souvent dans le rhumatisme. Les nerfs vaso-moteurs des vaisseaux, irrités sont cause des altérations du sang, de l'aglobulie, de la pâleur de la face, des muqueuses.

L'irritation s'étendant progressivement à tous les groupes cellulaires, le rhumatisme articulaire se compliquera successivement de pharyngite, de laryngite, de congestion pulmonaire, de pneumonie, de bronchite ou de pleurésie ; souvent le plexus solaire reste indemne et le rhumatisant conserve l'appétit.

La complication morbide qui a le plus occupé l'attention des pathologistes est l'endocardite, parce qu'elle
frappe un organe essentiel ; mais elle a la même origine
que les affections pulmonaires, que les névralgies de la
peau, des muscles ou des articulations ; la même signification ; elle existe, tantôt seule, ou bien elle s'adjoint
aux autres symptômes du rhumatisme articulaire.

L'irritation spinale, qui correspond au rhumatisme
articulaire aigu, a une durée de quelques septenaires, et
se calme spontanément, la fièvre tombe, la sensibilité
des diverses espèces de nerfs diminue et disparaît ; mais
il reste une impotence musculaire qui se prolonge des
semaines ; les sueurs cessent, les globules du sang se
réparent spontanément ; la pâleur de la peau et des
muqueuses diminue ; la lésion du cœur peut disparaître
aussi, mais trop souvent elle survit à la maladie.

Le rhumatisme n'est qu'une conséquence de la fatigue
nerveuse ; le rhumatisme articulaire aigu indique un
maximum de fatigue ; il ne dépend pas d'une diathèse
insaisissable, mais de la cellule médullaire ; il est une
maladie bénigne, localisée, si l'irritation est modérée ;
il devient une maladie grave, générale, par la générali-
sation de l'irritation ; celle-ci se transmet parfois même
à la cellule cérébrale et provoque des maux de tête,
l'insomnie quelquefois ; elle supprime brusquement la
fonction de la cellule cérébrale, et est cause de mort
subite, sans qu'aucune lésion cérébrale puisse expliquer
la mort.

CHAPITRE V

Cellules nerveuses des organes des sens.

La cellule nerveuse des organes des sens qui sert à la transmission des diverses espèces d'impressions, impression d'odeur, de saveur, visuelle, auditive, tactile, impressions qu'elle cherche par l'intermédiaire de ses nerfs sensitifs, pour les communiquer à la cellule cérébrale, est tributaire, comme la cellule de sensibilité générale, de l'irritation.

Elle ne fonctionne bien que si elle est à l'état de santé ; dès qu'elle s'irrite, elle devient incapable de bien informer la cellule cérébrale des vibrations qu'elle reçoit. Tantôt elle vibre avec excès, tantôt elle ne vibre plus et devient insensible aux impressions extérieures.

Les divers groupes de cellules des organes des sens peuvent devenir malades ; j'ai dit, dans le chapitre précédent, que la cellule auditive s'irrite souvent par l'irritation des cellules voisines sensitives, des cellules du trijumeau par exemple.

L'irritation peut être primitive chez le nerveux, et l'on observe chez lui les désordres des divers organes des sens.

Il me faut rappeler les principaux phénomènes morbides de chacun de ces organes.

I

CELLULES OLFACTIVES IRRITÉES.

L'irritation des cellules olfactives, qui sont placées au-dessous des cellules cérébrales, et envoient à la muqueuse de la partie supérieure du nez les divisions multiples du nerf olfactif, donne à ces cellules une impressionnabilité, tantôt excessive, tantôt diminuée, ou bien la supprime complètement.

L'insensibilité de la cellule peut être congénitale. Je l'ai rencontrée chez bien des malades et le système nerveux n'a commencé à souffrir dans sa totalité que vers quinze ou vingt ans; cette insensibilité peut être passagère, ne commencer que quand les chaînons du système nerveux se dissocient, et elle disparaît si ce système se rétablit.

L'insensibilité peut être précédée aussi d'inflammation répétée de la muqueuse nasale.

La cellule olfactive dont la sensibilité est exagérée

donne à la cellule cérébrale des vibrations excessives ; la moindre odeur est pénible à supporter, donne l'angoisse, et fait même perdre connaissance quelquefois.

L'irritation de la cellule fait que les senteurs sont mal transmises, et, par conséquent, faussement interprétées ; elle donne lieu à des hallucinations de l'odorat ; les sensations ne sont plus en rapport avec la réalité et ne redeviennent exactes que par le rétablissement de la cellule.

II

CELLULES GUSTATIVES IRRITÉES.

Les cellules nerveuses gustatives, organes du goût, cellules situées dans le bulbe, ont pour fonction de recueillir et de porter à l'esprit le goût, la saveur des corps ; c'est par les glossopharyngien et lingual, nerfs étalés dans la muqueuse linguale, à la voûte palatine, aux joues, aux gencives, qu'elles reçoivent les sensations de sapidité des corps ; elles sont aidées dans leur rôle par les glandes salivaires qui sécrètent le liquide destiné à imprégner la substance alimentaire, à l'humecter, à la ramollir et à lui faire subir un commencement de transformation chimique. Le grand sympathique, par ses ganglions et ses nerfs, règle la circulation des vaisseaux de la bouche et les sécrétions glandulaires.

La transmission du goût des substances ne peut se bien faire par les nerfs sensitifs de la bouche, les sécrétions des glandes ne sont régulières qu'à la condition que leurs cellules originelles soient à l'état physiologique. Leur irritation fausse la fonction du goût, les sécrétions salivaires.

Leur irritation est un des faits les plus communs; il n'est pas de fièvre, c'est-à-dire d'irritation des cellules des nerfs de la sensibilité générale, qui n'entraîne l'irritation des cellules du goût. Un très grand nombre de cas de dyspepsie, c'est-à-dire l'irritation du plexus solaire, entraîne souvent aussi l'irritation des cellules du goût.

Leur irritation les empêche de bien recevoir la saveur des substances; elle éveille, sans qu'il y ait contact d'une substance quelconque, un goût de sel, d'acide, de poivre, leur irritation leur donne des sensations erronées; tantôt celles-ci sont diminuées, d'autres fois exaltées.

Leur irritation, qui amène l'irritation dans les ganglions sympathiques, modifie les sécrétions des glandes salivaires, les altère; la salive est épaissie, peu abondante ou augmentée, alcaline à l'excès ou acide; la cellule épithéliale de la muqueuse buccale est influencée, épaissie, blanchie, la muqueuse tout entière de la langue blanchit, et la cellule épithéliale se détache quelquefois pour laisser le derme à nu, la muqueuse s'ulcère, se couvre d'aphtes, de rainures, etc.

Cellules gustatives irritées, sécrétions salivaires dérangées, contribuent simultanément à fausser le goût, qui ne redevient juste que quand la cellule s'est débarrassée de l'irritation.

III

CELLULES NERVEUSES DE L'APPAREIL VISUEL IRRITÉES.

Les cellules nerveuses de l'appareil visuel se composent de plusieurs groupes, groupe encéphalique, qui comprend les cellules des tubercules quadrijumeaux, et groupe bulbaire. Les cellules du groupe encéphalique émettent le nerf optique, qui s'étale dans le globe oculaire en membrane rétinienne. Cette membrane est le miroir sur lequel se dessine l'image des objets, image recueillie par la cellule du tubercule quadrijumeau et que celle-ci portera à la cellule cérébrale; ce miroir ne peut recevoir l'image des objets situés à l'horizon que s'il peut, sous l'influence de la volonté, être porté dans toutes les directions, à droite, à gauche, en haut, en bas, etc.

C'est le deuxième groupe de cellules situées dans le bulbe, envoyant aux six muscles du globe oculaire des nerfs, qui est chargé de faire contracter ces muscles, et ces nerfs sont au nombre de trois : nerf moteur oculaire commun, nerf moteur oculaire externe et nerf pathétique; ces muscles assurent le déplacement, dans tous les sens, du globe oculaire.

Le globe oculaire, pour rester intact, a besoin de sentir les impressions des corps extérieurs, et il est sauvegardé par la volonté contre les violences extérieures, contre les corps qui peuvent lui être nuisibles.

Un troisième groupe de cellules bulbaires envoie le trijumeau au globe oculaire et assure son impressionnabilité.

L'intégrité du globe, l'intégrité de la cornée transparente exigent qu'ils soient continuellement humectés par un liquide; les larmes, toujours sécrétées, entretiennent cette humidité qui leur est nécessaire.

C'est encore le groupe cellulaire qui émet le trijumeau et qui, avec les ganglions sympathiques, règle la sécrétion de la glande lacrymale et l'humidité de l'œil. Un autre champ de cellules, situées dans le bulbe, donne le nerf facial aux muscles des paupières, qui se contractent régulièrement pour intercepter à chaque instant l'arrivée de la lumière solaire à la rétine. Si cette arrivée était continue, la rétine et les cellules des quadrijumeaux s'irriteraient facilement.

Une série de masses cellulaires, les unes dans l'encéphale, les autres dans le bulbe, président donc à la fonction de la vision, fonction complexe qui exige, comme je viens de le résumer, un grand nombre d'appareils de nature différente ; chacune de ces masses cellulaires peut s'irriter isolément, en sorte que l'irritation peut éveiller une série de phénomènes pathologiques de nature diverse, sur lesquels je dois insister.

1° Irritation des cellules des tubercules quadrijumeaux.

Dans l'état de santé de ces cellules, une image dessinée sur la rétine est immédiatement portée à la cellule des tubercules par les nerfs optiques, et la cellule du quadrijumeau la porte à la cellule cérébrale, qui la reçoit nette, bien dessinée, puis elle s'efface pour faire place à d'autres images.

Quand la cellule des tubercules est irritée, elle devient sensible, douloureuse, peut faire des crises de douleur ; elle hyperesthésie le nerf optique et la rétine, la lumière est intolérée et il se fait de la photophobie ; la cellule irritée ne peut plus recevoir une image nette des objets ; l'image est confuse, obscure et s'efface péniblement ou se dessine incomplètement.

L'intolérance de la lumière, l'obscurcissement des images, grandissent avec l'irritation cellulaire ; les nerveux arrivent à être obligés de fuir toute lumière solaire, à ne plus voir les objets que couverts d'un voile, et parfois la cellule devient tout à fait inactive quelques minutes, quelques heures ; ils sont alors plongés dans une obscurité complète, ce qui les épouvante, amaurose toujours passagère ; ils arrivent à ne pouvoir ni lire, ni écrire ; ils ne peuvent plus occuper la rétine sans souffrir à l'excès.

C es cellules irritées excitent sans cesse le nerf optique et la rétine, font apercevoir des feux, des lumières, des mouches, qui agacent le malade, ou bien excitent les cellules cérébrales qui sont en correspondance avec elles. Elles extériorent à certaines heures de la journée, aux heures de la digestion, l'image de personnes, d'animaux, déposées dans la cellule cérébrale ; elles produisent des hallucinations multiples.

2° Irritation des cellules bulbaires qui émettent les nerfs des muscles du globe oculaire.

Elle détermine les diverses espèces de strabisme interne ou externe, elle gêne les mouvements de rotation, produit la dilatation pupillaire, gêne l'adaptation visuelle, amène le dédoublement des images, etc.

Chacun de ces symptômes peut être isolé et signifie nervosisme. Le strabisme chez l'enfant annonce toujours la dissociation nerveuse.

3° Iritation des cellules qui donnent le trijumeau à la glande lacrymale.

Chez l'individu qui se porte bien, les larmes ne coulent avec abondance que pour un fait triste, un chagrin, une émotion vive ; la sécrétion répond à l'action de la cellule cérébrale. Il n'en est pas ainsi pour le nerveux ; le mécanisme des larmes est troublé ; ce ne sont plus des dispositions tristes qui font couler les larmes ; chaque mot, une idée même gaie, tout le fait pleurer sans motif. Une fille de quinze ans que j'ai traitée, affectée de mouvements choréiques des membres, d'incontinence d'urine, sanglotait tout le temps de la consultation que je lui donnais ; chacune de mes questions renouvelait les sanglots ; les pleurs ne diminuèrent et ne cessèrent que lorsque les convulsions des membres avaient diminué et cessé, que l'incontinence d'urine avait disparu ; je pus alors la questionner sans provoquer de larmes ; la gaieté de la jeune fille revint quand le système nerveux fut guéri.

4° Irritation des cellules bulbaires qui innervent la périphérie du globe oculaire par le nerf trijumeau.

Cette irritation rend le globe oculaire si sensible, que le malade ne peut être exposé au moindre courant d'air sans souffrir dans le globe oculaire et est obligé de se tenir renfermé, à l'abri du courant d'air ; si l'irritation est forte, il est condamné à ne plus sortir pour éviter le moindre vent.

*5° Irritation des cellules bulbaires adressant
le nerf facial aux paupières.*

Elle produit le clignement continu, sans repos, clignement involontaire, qui ne s'arrête que la nuit, quand la cellule cérébrale dort.

Ce clignement se présente chez l'enfant et annonce, comme le strabisme, le nervosisme.

En résumé, les phénomènes pathologiques de l'œil sont nombreux, tous dus à l'irritation de la cellule encéphalique ou à l'irritation de la cellule médullaire ; ces phénomènes peuvent se présenter isolément parce que les groupes cellulaires peuvent s'irriter isolément ; ils peuvent tous disparaître dès que la cellule nerveuse se calme et retrouve son équilibre.

I V

CELLULES NERVEUSES DE L'ORGANE DE L'OUÏE IRRITÉES.

La cellule auditive a pour fonction de se pénétrer des bruits, des sons que produisent les corps extérieurs par leurs vibrations; ces vibrations sont condensées par le pavillon de l'oreille, dirigées dans le conduit auditif externe, arrivent au tympan, qui vibre à son tour; celui-ci met en mouvement l'air de la cavité tympanique, la chaîne des osselets, et, finalement, les innombrables divisions du nerf auditif sont touchées et mettent en activité la cellule auditive par le nerf auditif.

A l'état normal, la cellule conserve un bruit, un son un trente-deuxième de seconde et rentre dans le repos pour recevoir un nouveau son; elle ne peut tolérer qu'un bruit, un son modéré; s'ils sont trop violents, elle devient douloureuse, elle s'irrite et ne se débarrasse que péniblement des vibrations qui continuent à

4

être perçues, et l'esprit souffre d'une irritation qui, dans le début, ne dure pas, s'efface ; si elle se renouvelle souvent, elle se prolonge. La cellule irritée continue de faire vibrer le nerf auditif ; elle donne aussi des crises de douleurs souvent perçues dans l'oreille ; elle éveille des bruits morbides, des bruits de cloche, de vapeur, des bourdonnements. L'irritation passe facilement des cellules d'une oreille aux cellules de l'autre oreille ; les bruits anormaux sont entendus dans les deux oreilles simultanément.

Cette irritation peut augmenter sans cesse, et la sensibilité du malade peut devenir telle que le bruit d'une sonnette, d'une conversation lui fait mal ; sa propre parole lui est insupportable ; il est obligé alors de vivre isolé. Quand la cellule auditive est irritée, son nerf n'a pas de repos et est toujours traversé par les impressions que lui envoie la cellule ; alors, les bruits extérieurs, la voix, la parole, sont imparfaitement recueillis par le nerf toujours excité et sont mal portés à la cellule ; il se fait une demi-surdité, qui grandira sans cesse avec l'irritation et, finalement, la cellule auditive devient impropre à accomplir sa fonction, souvent d'une manière irrémédiable, si le médecin n'intervient pas à temps. Le plus grand nombre des sourds se rencontrent parmi les nerveux qui n'ont pas été traités ; la surdité atteint le plus souvent l'oreille gauche d'abord, plus tard l'oreille droite ; le médecin auriste espère y remédier en sondant la trompe d'Eustache ; mais avec la sonde, il aggrave l'irritation cellulaire.

Quelquefois, la surdité d'une oreille est congénitale et le nervosisme commencera chez l'individu, enfant ou adulte, plus ou moins tard.

L'irritation de la cellule auditive peut entraîner l'irritation de la cellule cérébrale et le vertige s'ajoutera à la demi-surdité ; ces symptômes se présentent sans aucune lésion et disparaissent avec le rétablissement du système nerveux ; il importe de ne pas confondre ces faits de vertige et de surdité avec la maladie de Ménière.

L'irritation des cellules auditives peut être primitive, mais elle est souvent suscitée par l'irritation des cellules cérébrales; fréquemment, elle est consécutive à l'irritation du plexus solaire, à la dyspepsie.

Cette irritation est un des phénomènes les plus communs du nervosisme, et peut être d'une haute gravité puisqu'elle peut conduire à la surdité irrémédiable ; j'ai vu cependant cette complication diminuer et cesser chez certains malades, alors qu'ils étaient soumis à un traitement rationnel durant plusieurs mois.

V

CELLULES NERVEUSES DU TACT IRRITÉES.

Les cellules du tact, dispersées dans toute la longueur de la moelle, et envoyant des nerfs à la peau, aux muqueuses, aux muscles, aux ligaments, à tous les tissus, collectent les impressions de résistance, de dureté des corps, leur poids, leur température.

Le simple contact des corps suffit pour que l'impression de résistance, de température soit recueillie immédiatement, et portée par elle à la cellule cérébrale, où l'esprit les juge ; il n'en est pas de même du poids des corps ; l'esprit doit intervenir avec la volonté, faire contracter les muscles qui servent à soutenir les corps, et il juge le poids par le degré de contraction des muscles qu'il est obligé de produire pour que le corps soit maintenu.

L'esprit ne peut bien apprécier les qualités physiques des corps, leur température, leur poids, il ne peut juger exactement la température du corps humain, que si la cellule tactile est à l'état de santé. L'irritation des cellules tactiles les rend sensibles, douloureuses ; elle rend les nerfs sensibles, douloureux ; c'est là l'hyperesthésie si commune chez le nerveux, d'autant plus étendue qu'un plus vaste champ de cellules est irrité, occupant un membre, une moitié du corps, le côté gauche le plus souvent, ou envahissant tout le corps, peau, muscles, articulations, si toutes les cellules sont irritées ; elles font parfois des crises de douleur dans une surface plus ou moins grande du corps. Cette hyperesthésie s'observe toutes les fois que la cellule tactile est irritée.

Que l'irritation cellulaire grandisse, la cellule devient impropre à recueillir des impressions de contact, de sensibilité, de température ; elle devient inactive : c'est ce que l'on observe chez l'hystérique ; peau, muscles, etc., peuvent devenir insensibles au pincement, à la chaleur ; l'hystérie correspond au maximum d'irritation de la cellule nerveuse ; l'hystérie a toujours pour substratum l'irritation des cellules. La cellule irritée ne reçoit plus les impressions des corps avec la netteté voulue ; elle les reçoit plus lentement, et elles s'effacent lentement, en sorte que l'esprit juge mal la résistance des corps, leur dureté et même leur température ; il juge mal leur poids. Il en résulte qu'il contracte faussement les muscles ; la contracture des écrivains n'a son origine que dans l'irritation de la cellule ; l'écrivain fait des efforts exagérés pour tenir la plume ; la femme fait des efforts exagérés pour tenir l'aiguille et la laisse tomber ; le nerveux contracte mal ses muscles pour maintenir son centre de gravité et tombe avec la plus grande facilité ; il se fatigue facilement parce qu'il contracte trop fortement les muscles servant à la marche.

L'irritation de la cellule nerveuse empêche l'individu de bien juger sa propre température ; il se sent glacé ou brûlant, alors que sa température est normale ; glacé, il a beau se couvrir de vêtements, il a toujours froid dans une partie du corps ; il sent les pieds ou les genoux, ou le dos, ou un bras, glacés, ou le corps entier. Il brûle, même s'il fait froid ; ces erreurs sur la température du corps durent autant que l'irritation cellulaire, et ne sont plus commises si la cellule se rétablit. Le froid qui est le prélude de la fièvre n'est dû qu'à l'irritation cellulaire.

Ainsi, l'irritation des cellules tactiles empêche le nerveux de recevoir exactement toutes les impressions des corps extérieurs, de se rendre compte des impressions de son propre individu, de se servir avec précision de son système musculaire.

VI

CELLULE MOTRICE.

La cellule motrice de la moelle a son activité fonctionnelle spontanée, inhérente à elle-même, indépendante de la cellule sensitive ; elle est une individualité fonctionnelle. Elle peut s'irriter isolément, comme la cellule sensitive, et, lorsque son irritation s'est produite, elle la transmet au nerf moteur, et alors la fonction du muscle se dérange : il est pris de mouvements convulsifs, de contracture, de tremblement, etc.

Chaque groupe de cellules motrices, de la partie supérieure de la moelle à la partie inférieure, est sujet à l'irritation, et l'irritation peut lui venir directement ou bien lui être communiquée par la cellule médullaire sensitive, par la cellule cérébrale ou par les cellules du plexus solaire, ou par un plexus nerveux quelconque. Le clinicien peut facilement observer les effets de l'irritation cellulaire pour tous les nerfs de la moelle.

Les cellules bulbaires du nerf facial, qui se distribuent au front, aux paupières, au nez, aux joues, quand elles sont irritées, provoquent le tic du front, des paupières, du nez, des joues ; ce tic peut se localiser dans une de ces régions, se limiter soit au front, aux paupières, au nez ou aux joues ; il se rencontre fréquemment chez les enfants.

Les cellules bulbaires du nerf facial peuvent aussi perdre toute activité, toute spontanéité, et alors il se produit une hémiplégie faciale ; cette paralysie de la face ne dure que quelques septenaires, autant que la paralysie de la cellule bulbaire ; c'est quelquefois le premier symptôme de la déséquilibration nerveuse ; le médecin doit la distinguer de la paralysie faciale due à un foyer hémorrhagique ; la gravité et le pronostic de l'une et de l'autre sont très différents.

L'irritation des cellules bulbaires qui envoient aux muscles du globe oculaire les nerfs moteurs est cause des divers genres de strabisme, ou des oscillations continues du globe.

Les muscles qui maintiennent la tête en équilibre peuvent être pris de tremblement, par suite de l'irritation des cellules médullaires qui leur fournissent leurs cordons nerveux ; il se fait un tic unilatéral de la tête, ou bien un tic bilatéral ; la tête n'est jamais en repos, est secouée par des mouvements continuels.

Les deux muscles sterno-mastoïdien et trapèze,

souvent contracturés chez le nerveux, puisent leurs désordres fonctionnels à la même source : irritation de la cellule médullaire; contracture passagère qui empêche tout mouvement de tête, ou contracture durable, chronique, si les cellules nerveuses ne se calment pas. Je donne des soins à une femme de quarante-deux ans qui, depuis sept mois, souffre du torticolis et ne peut déplacer la tête; le muscle sterno-mastoïdien est même atrophié; elle avait antérieurement d'affreux vertiges, qui ont cédé au traitement. Le malade explique toujours le torticolis par un refroidissement; le plus souvent, il n'y a pas eu refroidissement : c'est la cellule médullaire qu'il faut incriminer.

Les cellules bulbaires du nerf hypoglosse règlent la contraction des muscles de la langue ; ce sont elles qui entretiennent la fonction du nerf hypoglosse et des muscles linguaux ; si elles sont irritées, les muscles se contractent mal, se convulsent ; la langue a des mouvements continus, désordonnés ; elle n'a plus de repos, projette la salive hors la bouche ; la parole est gênée, embarrassée, et l'interlocuteur est aspergé de salive.

Le tic paraît partout où il y a des muscles ; la cellule bulbaire qui innerve les muscles laryngés par les nerfs spinal et pneumogastrique détermine, quand elle est irritée, des sons, des cris involontaires, inconscients. Les rapports intimes qui existent entre les groupes de cellules médullaires et les groupes de cellules cérébrales, rapports qui ne sont pas connus, font que ce ne sont pas seulement des sons, des cris qui sont poussés par le larynx, dans le cas d'irritation de la cellule médullaire ; cette association du cerveau et de la moelle a pour conséquence l'émission involontaire, inconsciente, de certains mots qui reparaissent à tout propos, sans motif, sans conscience, dans la conversation ; tels sont les mots : vrai, naturellement, oui, etc.

Les tics que j'ai signalés jusqu'ici sont simples parce qu'un seul champ de cellules motrices est atteint ; mais il peut être complexe et se compliquer de plusieurs tics simultanés, si plusieurs groupes de cellules motrices sont irrités. J'ai observé une malade chez qui, cellules du nerf facial, cellules du nerf auditif, cellules du nerf hypoglosse étaient affectées simultanément. Tic facial, tic de la langue, très grande surdité des deux oreilles, étaient les phénomènes principaux qu'elle présentait. La cellule cérébrale laissait échapper, dans sa conversation, des mots injurieux dont elle n'avait pas la conscience, des termes obscènes qui paraissaient à l'improviste, inattendus, que son cerveau laissait échapper à son insu. Il s'agit d'une dame de la haute société dont j'ai été le médecin plusieurs années ; elle est morte dans un âge très avancé, en pleine possession d'un esprit très fin, très délicat, qu'elle avait conservé jusqu'à sa mort, à quatre-vingt-quatre ans. Lors de mes visites, je frappais à la porte de son salon, où elle vivait seule, pour m'annoncer ; immédiatement, j'entendais la phrase dont elle n'avait pas conscience : « N'entrez pas, n'entrez pas, f...

cochon » ; j'ouvrais la porte et, dès qu'elle m'apercevait, son tic facial augmentait, elle projetait violemment la salive hors la bouche et elle me recevait de la façon la plus aimable. « Je suis enchantée de votre visite, » me disait-elle régulièrement; je l'interrogeais sur sa santé, et elle me répondait avec la plus grande netteté, avec une mémoire du passé très exacte ; mais les mots « f... cochon » reparaissaient de temps à autre au milieu de ses phrases très élégantes ; ils étaient toujours accompagnés d'une recrudescence du tic facial, de projection plus violente de salive ; ainsi, chez cette malade tourmentée par la maladie nerveuse depuis grand nombre d'années, par des tics multiples d'origine médullaire, la cellule cérébrale laissait passer des termes obscènes à l'insu de la malade ; le mécanisme du langage, dont nous ne connaissons pas les véritables chaînons, était évidemment dérangé ; l'esprit était resté sain et la conscience intacte jusqu'à la fin de la vie ; mais des termes s'échappaient qu'elle ignorait et qu'elle était incapable de retenir ; elle ne gouvernait plus son mécanisme verbal dans tous ses détails. Parmi les milliers de mots qu'elle dirigeait bien, un certain nombre, toujours les mêmes, réapparaissaient involontaires, mécaniquement pour ainsi dire, mots qui échappaient à la surveillance de son esprit.

Si nous parcourons les groupes cellulaires inférieurs de la moelle, nous trouvons, à propos de chacun d'eux, un tic spécial qui caractérise l'irritation de ce groupe, tics de l'épaule, du bras, de l'avant-bras, de la main, tics des membres inférieurs.

Ce sont des mouvements continuels qui se produisent dans une moitié du corps, dans un des membres, tremblement ou contracture, crampe des écrivains. L'intensité du tremblement, des contractures, est proportionnée au degré d'irritation de la cellule médullaire : le tremblement est aussi commun chez les nerveux jeunes que chez les vieux, et il peut guérir chez les gens âgés comme dans le jeune âge. Un homme de soixante-cinq ans, employé de bureau, ne pouvant plus écrire et vaquer à ses travaux, à cause du tremblement des mains, vint me consulter, il y a quatre ans ; il suffit de quelques mois de traitement du système nerveux, et le tremblement avait tellement diminué qu'il put reprendre son travail.

La contracture, les convulsions musculaires peuvent être provoquées par une pression sur un centre nerveux hyperesthésié ; une pression sur la ligne médiane de l'estomac hyperesthésié, une pression sur une partie quelconque de l'abdomen hyperesthésié, sur le dos, sur un membre, peut amener des contractures des membres, des convulsions généralisées ; le médecin a souvent observé, chez la femme nerveuse, une crise d'hystérie provoquée par une indigestion, aussi bien que par la menstruation, ou bien une vive émotion, ou un traumatisme ; il suffit de presser la ligne médiane de l'estomac pour déterminer une crise d'hystérie.

La cellule motrice est donc une individualité nerveuse isolée qui peut s'irriter seule, comme la cellule sensitive. Cellules motrices et cellules sensitives sont deux personnalités nerveuses distinctes, la première ne servant qu'à faire contracter le muscle, la seconde servant à recueillir toutes les impressions extérieures, de quelque nature qu'elles soient ; sensibilité générale ou sensibilité des sens sont également du ressort de la cellule sensitive. Ces deux espèces de cellules, sensitives et motrices, quoique séparées, distinctes dans la fonction, s'influencent ; l'irritation de la cellule sensitive peut se transmettre à la cellule motrice, et, dans l'état physiologique, l'activité de la cellule sensitive peut se communiquer à la cellule motrice ; c'est là l'action reflexe qui assure le jeu continu des viscères sans le concours de la volonté, action qui dépend du système cellulaire de la moelle, qui dure par ce système et qui sert à entretenir la fonction des viscères.

CHAPITRE VI

i

IRRITATION DES CELLULES SENSITIVES DE LA MOELLE ET
DES CELLULES DES GANGLIONS DU SYMPATHIQUE, DES
PLEXUS VISCÉRAUX.

Les cellules sensitives de la moelle, ou ses cellules
motrices irritées, communiquent leur irritation, avons-
nous dit précédemment, à leurs nerfs sensitifs, aux
nerfs vaso-moteurs, aux nerfs moteurs, et vont porter
le trouble dans les fonctions de la peau, des muscles,
des articulations, dans les organes des sens; l'action
pathologique des cellules sensitives irritées ne se
borne pas à ces phénomènes morbides.

Les cellules sensitives de la moelle, de sa partie

supérieure à sa partie inférieure, envoient des nerfs sensitifs à tous les plexus viscéraux, à tous les organes des cavités du corps, au nez, au pharynx, au poumon, au cœur et à tous les viscères abdominaux.

Si ces cellules, qui mettent en rapport la moelle et les centres sympathiques, s'irritent, l'irritation sera transmise aux centres sympathiques et les viscères deviendront malades ; flux, congestions, hémorrhagies, phlegmasies seront déterminés par l'irritation de la cellule médullaire ; les observations cliniques que je présenterai plus tard prouveront l'influence pathologique de la moelle sur les viscères.

J'ai déjà dit que l'irritation spinale est, par essence, très mobile et sujette à des déplacements, qu'elle se porte spontanément d'une partie de la moelle à une autre plus éloignée. Si l'irritation est cause de la maladie, le lecteur observera la maladie, passant d'un organe à un autre ; un organe des sens devenant malade à la suite d'un viscère qui est revenu à la santé, une névralgie succédant à une affection viscérale ; la transmission se fait progressivement par irritation cellulaire, et finalement, quand celle-ci a duré un certain temps, l'irritation cessera dans la moelle et passera au plexus solaire ; la dyspepsie paraît après les autres maladies. Il se fait une évolution morbide qui se prolonge avec des intervalles plus ou moins éloignés, laissant des périodes de santé apparente ; mais cette évolution se continuera tant que le système nerveux ne sera pas revenu à l'état d'équilibre, tant que l'irritation existe dans un groupe quelconque de cellules nerveuses.

La cellule médullaire sensitive peut s'irriter de façons multiples; son nerf sensitif, surpris par un froid intense, portera l'irritation à la cellule médullaire; l'irritation de la cellule cérébrale peut faire l'irritation de la cellule de la moelle; un plexus viscéral quelconque irrité peut devenir cause d'irritation de la cellule médullaire; enfin, l'activité exagérée des cellules médullaires, activité exagérée par des marches excessives, par exemple, peut être une cause d'irritation. Cette irritation peut débuter dans une partie quelconque de la moelle, dans sa partie supérieure, moyenne ou inférieure; elle passera aux divers nerfs qui vont aux viscères et fera les maladies de ces viscères, maladies de nature diverse, mais ayant la même origine.

Ce sont ces maladies que je dois étudier. Tantôt ce sont les organes pulmonaires ou cardiaques qui sont atteints, tantôt les organes abdominaux. Quelques exemples de maladies feront comprendre l'étiologie.

Que les cellules médullaires qui envoient le nerf pneumogastrique au poumon soient frappées, il se fera bronchite, pneumonie ou pleurésie; qu'il s'agisse des cellules qui fournissent le pneumogastrique au cœur, il se fera angine de poitrine ou endocardite; si l'irritation tourmente les cellules du pneumogastrique stomacal, c'est la dyspepsie qui paraît, ou bien encore que les nerfs de l'utérus soient irrités par les cellules de la moelle, une congestion utérine, le catarrhe utérin, une métrite se produiront.

En résumé, la maladie viscérale sera provoquée par le champ de cellules médullaires qui aura été irrité. Je démontrerai l'étiologie par l'observation clinique.

Il me faut passer en revue les affections des organes des cavités pulmonaires, des cavités abdominales, pour faire la démonstration de la pathogénie. Je commencerai par les maladies des viscères, poumons et cœur, et ne parlerai des maladies du ventre qu'à la suite de la dyspepsie. La raison est que le plexus solaire irrité a la même influence pathogénique que la cellule de la moelle ; ce serait m'exposer à des répétitions que d'en parler auparavant.

II

IRRITATION DES CELLULES MÉDULLAIRES SENSITIVES (PARTIE SUPÉRIEURE DE LA MOELLE BULBAIRE, CERVICALE ET DORSALE). — MALADIES DES ORGANES PULMONAIRES ET DU CŒUR.

La région bulbaire, cervicale et dorsale de la moelle envoie des nerfs à la cavité nasale, pharyngienne, aux organes pulmonaires, à la cage thoracique et au cœur. Ces divers organes sont tous sous la dépendance des cellules sensitives de cette partie de la moelle ; ces cellules entretiennent, avec les plexus sympathiques, l'activité constante de ces organes, organes qui ne peuvent jamais se reposer au delà d'un temps déterminé sans compromettre la vie, et, à la suite d'un moment de travail, ils ont un moment de repos. Le travail et le repos ont toujours la même durée relative dans l'état de santé; cette durée ne se dérange que si la cellule est irritée ; cette activité intermittente est le propre du poumon et du cœur. Le sang, tous les nerfs sensitifs de la périphérie, les nerfs sensitifs des divers organes, la cellule cérébrale, contribuent tous à mettre en jeu ces cellules médullaires; celles-ci envoient, quand elles sont en action, à la cellule cérébrale et à l'esprit une impression de bien-être, douce, agréable. Tant que la cellule médullaire n'est pas irritée, l'esprit reçoit la sensation d'un fonctionnement respiratoire et cardiaque qui s'accomplit normalement. Si elle est irritée, l'esprit reçoit une impression pénible d'une mauvaise respiration, de battements cardiaques qui se font mal, d'angoisse cardiaque; c'est là la dyspnée, la gêne respiratoire, la gêne cardiaque, qui paraissent à la suite d'une émotion ou au début d'un accès d'asthme, alors même que les échanges respiratoires ne sont pas modifiés, que le sang n'est pas altéré; cette dyspnée peut n'être qu'un phénomène purement nerveux, non lié à une altération chimique du sang.

Les cellules bulbaires et cervicales, sensitives et motrices, composent un véritable organe automoteur, qui imprime aux poumons et au cœur leur contractilité, et est continuellement tenu en éveil par l'air dont il assure l'arrivée, par le sang qu'il introduit dans le cœur et qu'il en expulse; les cellules puisent leur source d'activité de tous côtés; elles dépensent leur influx nerveux pour dilater le poumon et le cœur; quand ces organes

reviennent sur eux-mêmes, elles se chargent de nouveau
d'influx nerveux qu'elles utilisent pour les redilater.

Avant d'aborder la question pathologique, je dois
donner quelques renseignements sur la physiologie des
deux organes, et montrer comment ils répondent au
jeu des cellules médullaires.

1° *Organes respiratoires.*

Les organes respiratoires se composent de deux parties très distinctes : d'un côté, les deux cavités, nez et
pharynx, et, de l'autre, les organes pulmonaires, qui
comprennent : larynx, bronches, alvéoles pulmonaires,
plèvre et cage thoracique.

Les deux cavités, nez et pharynx, cumulent une
double fonction : le nez est organe de l'odorat, en même
temps qu'il est organe de transmission de l'air ; le pharynx est organe de transmission des aliments, en même
temps qu'il est organe de transmission de l'air ; ces deux
cavités, nez et pharynx, sont toujours béantes pour le
passage de l'air.

Il n'en est pas de même des organes pulmonaires et
de la cage thoracique ; ils ne s'ouvrent qu'avec intermittence et se ferment de même ; l'ouverture et l'occlu-
sion sont réglées par les cellules médullaires.

Le nez est composé d'une partie osseuse et d'une
muqueuse garnie de vaisseaux, de glandes ; la circulation de ses vaisseaux, la sécrétion de ses glandes, servent

à échauffer l'air qui ira au poumon, et à l'humecter.

Le pharynx est aussi composé d'une partie osseuse, de muscles qui servent à la déambulation de l'aliment, et d'une muqueuse également chargée de vaisseaux et de glandes; vaisseaux pharyngiens et glandes ont la même action sur l'air que ceux du nez : ils sont destinés à l'échauffer et à l'humecter.

La cage thoracique et le poumon sont les organes qui s'ouvrent, se développent et présentent, en se développant, un espace vide qui attire, grâce à la pression atmosphérique, l'air à travers le nez et le pharynx.

Les cellules médullaires font contracter les muscles des parois thoraciques, le muscle diaphragme. La cage thoracique, par les contractions musculaires, agrandit ses trois diamètres transversal, antéro-postérieur et vertical ; l'intérieur de cette cage est recouvert de la plèvre ; la plèvre se distend avec la cage, et, comme elle recouvre le poumon en même temps que l'intérieur de la cavité thoracique, la plèvre costale distend la plèvre pulmonaire, qui à son tour distend le poumon, surtout composé de fibres élastiques, de muscles, de cartilages. Tout le poumon, alvéoles, bronches, trachée, larynx entraînés, se dilatent simultanément, et l'air pénètre jusqu'aux alvéoles pulmonaires. Cet agrandissement de la cage qui fait le développement de l'organe pulmonaire est dû à la dépense d'influx nerveux des cellules médullaires : c'est le premier temps de la respiration ou l'inspiration. Dans ce premier temps, l'air cède son oxygène aux globules du sang des veines pulmonaires, se charge de l'acide carbonique des globules, de la vapeur d'eau que renferme le sang de ces veines.

Lorsque les cellules médullaires ont dépensé leur fluide nerveux, elles reviennent au repos pour en accumuler une nouvelle quantité et recommencer leurs opérations. Par le repos cellulaire, les muscles des parois thoraciques, le diaphragme, ont cessé de se contracter ; la cage thoracique s'abaisse de nouveau, ses diamètres rediminuent ; la plèvre, les fibres élastiques des poumons, qui avaient été distendues dans l'inspiration, reviennent sur elles-mêmes, et contribuent toutes, plèvre, fibres élastiques, muscles des organes pulmonaires, cartilages, à expulser l'acide carbonique et la vapeur d'eau que le poumon a pris au sang. Ce rejet des matières qui se sont produites par les combustions organiques, vapeur d'eau et gaz carbonique, est provoqué par le repos des cellules nerveuses, et correspond au deuxième temps de la respiration, à l'expiration. Inspiration et expiration, ou bien une respiration complète qui porte l'oxygène au sang et ventile ce liquide, recommencent environ, en vingt-quatre heures, 20,000 fois ; chaque inspiration fournit au poumon un demi-litre d'air ; en vingt-quatre heures, il reçoit 10,000 litres d'air, et, comme les alvéoles pulmonaires, qui sont, en moyenne, au nombre de 18 millions, sont recouvertes de vaisseaux contenant 2 litres de sang, le demi-litre d'air ventile les 2 litres. Ce travail de régénération continue du sang, épuration qui ne doit jamais s'arrêter, est sous la seule dépendance de la partie supérieure de la moelle ; ce travail se fait en quelque sorte sans que nous en ayons conscience ; il ne devient sensible que si les cellules nerveuses souffrent, si la cage thoracique, si les organes pulmonaires sont atteints dans leur fonction.

Le cœur, dans son fonctionnement, a des analogies avec le poumon ; ses oreillettes et ses ventricules ont, comme le poumon, des alternatives de contractions et de repos se succédant avec une extrême régularité ; les oreillettes se contractent, chassent le sang dans les ventricules, et les ventricules, se contractant, poussent le sang vers le poumon et dans tout l'arbre artériel. Les contractions et le repos des muscles cardiaques ne sont réguliers qu'autant que les cellules médullaires ont leur intégrité fonctionnelle ; ils dépendent de la moelle (partie bulbaire et cervicale).

Les organes que je viens d'énumérer, nez, pharynx, poumon, cœur, sont, en résumé, asservis aux cellules médullaires, qui, en s'irritant, irriteront les nerfs qu'elles envoient à ces organes, et irriteront les ganglions sympathiques distribués dans ces organes.

Leur irritation, éveillant les diverses maladies de ces organes, il me faut encore, avant d'aborder la question pathologique, rappeler quels sont les nerfs, et les plexus sympathiques de chacun d'entre eux, qui vont porter l'irritation aux nerfs et aux ganglions sympathiques disséminés dans ces cavités; il me faut,

avant d'aborder la question pathologique, rappeler le
système nerveux qui donne la vie à chacun des organes.

2° *Système nerveux nasal et pharyngé.*

Le système nerveux du nez et du pharynx, c'est-à-
dire de la partie de l'organe pulmonaire toujours béante,
est formé de deux groupes cellulaires, distincts, situés
dans le bulbe; le groupe nasal envoie le trijumeau à la
muqueuse du nez, et les ganglions du sympathique étalés
sur la muqueuse complètent le système nerveux nasal.
C'est par le trijumeau que les cellules nerveuses de la
moelle recueillent continuellement les impressions de
l'air et de toutes les substances qui pénètrent dans le
nez ; c'est par le trijumeau que les sécrétions nasales
influencent ces cellules.

Le groupe cellulaire pharyngé est situé au-dessous du
groupe nasal et émet trois nerfs, [pneumogastrique,
spinal et glossopharyngien, qui vont aux muscles et à la
muqueuse du pharynx ; ce sont ces nerfs qui portent
aux cellules nerveuses les impressions de l'air, des
sécrétions, des aliments et des boissons qui traversent
le pharynx; les ganglions sympathiques distribués sur
la muqueuse complètent le système nerveux pharyngé.
Cellules nerveuses du nez et du pharynx sont toujours
influencées par leurs nerfs et les substances qui les
traversent.

3° *Système nerveux du poumon et de la cage thoracique.*

Les cellules nerveuses bulbaires, cervicales et dorsales fournissent au poumon et aux muscles de la cage les nerfs pneumogastrique, diaphragmatique, spinal, inter-costaux, et ces cellules sont aidées dans leur fonction par le grand sympathique ; le plexus pulmonaire est composé par le pneumogastrique et le grand sympa-thique. Les cellules nerveuses bulbaires, cervicales et dorsales appellent l'air dans les cavités pulmonaires, et l'air qui leur est nécessaire pour vivre aussi bien que toutes les cellules de l'organisme les tient en activité intermittente.

4° *Système nerveux du cœur.*

Les cellules bulbaires adressent au cœur le nerf pneumogastrique ; le grand sympathique du cœur com-pose, avec le pneumogastrique, le plexus cardiaque ; des ganglions nerveux multiples, situés dans les oreillettes, les ventricules, complètent ce système nerveux.

Les cellules bulbaires motrices sont stimulées par les cellules sensitives de la moelle.

L'ensemble de ce système nerveux préside aux fonc-tions multiples du nez, du pharynx, du poumon, du cœur ; chacune des parties de ce système peut évoquer la maladie dans un de ces organes isolément ; elle peut la localiser dans l'un d'entre eux, mais le voisinage des groupes cellulaires fait que la maladie, commençant le plus souvent par le nez, passe, postérieurement au pharynx, au poumon ; le cœur peut être également atteint, mais cela est plus rare ; la maladie peut suivre un trajet inverse : commençant par le poumon, elle suivra une voie ascensionnelle.

Il faut m'arrêter à étudier la pathologie dérivant de l'irritation cellulaire.

CHAPITRE VII

Pathologie.

1° *Nez*.

Un courant d'air froid, qui excite le nerf trijumeau, peut irriter la cellule bulbaire ; celle-ci peut encore s'irriter par une cause d'ordre moral, une émotion, et recevoir l'irritation de la cellule cérébrale ; elle peut s'irriter par des efforts physiques exagérés, ou recevoir l'irritation d'un plexus viscéral. La cellule bulbaire irritée réagit sur le trijumeau et le sympathique nasal, qui s'irritent à leur tour ; la fonction du trijumeau, la fonction du grand sympathique se dérangent, et voici les phénomènes qui se produisent :

Le nerf trijumeau est senti, éveille la sensation de picotement, de chaleur, de brûlure, de démangeaison ; il donne même des douleurs, des crises de douleur très vives, soit à la partie interne, soit à la partie externe du nez ; il tolère péniblement le contact de l'air ; les cellules bulbaires peuvent communiquer leur irritation aux cellules cervicales et aux nerfs des côtes ; il se fait des éternuements plus ou moins répétés ; si les cellules du trijumeau sont irritées, les désordres du trijumeau durent aussi longtemps que l'irritation cellulaire, et ne se calment que si cette irritation disparaît.

Le grand sympathique n'échappe pas à l'action irritative du trijumeau, et, comme il règle la circulation de la muqueuse nasale, les sécrétions de ses glandes, la circulation s'altérera ainsi que les sécrétions. La muqueuse se congestionne dans une ou dans les deux narines, elle se gonfle ; à la longue, sa nutrition souffre ; elle s'ulcère, se couvre de vésicules, et finalement on peut observer des productions de polypes qui se forment chez quelques individus.

La muqueuse congestionnée, gonflée, donne lieu à des hémorrhagies, à des épistaxis qui sont toujours des conséquences de l'irritation cellulaire et durent autant qu'elle ; le saignement de nez n'est pas provoqué primitivement par l'appauvrissement du sang ; il peut le déterminer en se répétant trop souvent, mais il est dû à la cellule nerveuse. Le saignement de nez est commun surtout chez les jeunes enfants, parce que la cellule nerveuse est très irritable dans l'enfance, et s'irrite facilement. J'ai traité, à mon hôpital, une fille de vingt ans qui régulièrement, chaque jour, depuis dix ans, avait un saignement de nez ; tous les traitements ferrugineux ou dits fortifiants étaient restés impuissants pour la guérir ; ce n'est qu'en calmant le système nerveux, en le guérissant, que je la débarrassai de ces hémorrhagies trop prolongées qui l'avaient considérablement fatiguée.

Les glandes nasales souffrent comme les vaisseaux de l'irritation cellulaire ; d'abord, ses sécrétions se tarissent, la muqueuse se dessèche, puis elles augmentent ; il se fait un écoulement qui deviendra muco-purulent et purulent ; le rhume de cerveau dure des mois, des années chez les nerveux ; il apparaît souvent chez le nouveau-né ; il diffère s'il est provoqué accidentellement par un froid : il n'a alors qu'une durée limitée et disparaît avec l'irritation passagère de la cellule ; les sécrétions des glandes, après avoir été purulentes, se rétablissent et redeviennent normales ; chez le nerveux, d'ordinaire, le mucus reste clair, transparent et se sécrète tant que le système nerveux n'est pas rétabli. Les deux affections les plus fréquentes, le saignement de nez et le coryza, dues aux modifications de la muqueuse, s'accompagnent souvent de gêne respiratoire ; l'air circule péniblement à travers les fosses nasales rétrécies par la muqueuse ; l'air arrive difficilement au nerf olfactif, et l'odorat diminue ; souvent même, quand le coryza dure un temps trop long, l'odorat peut disparaître complètement, d'une manière définitive, ou ne se rétablit que quand la muqueuse est guérie par cessation de l'irritation cellulaire. Epistaxis et coryza sont les deux affections nasales les plus communes qu'un traitement local n'arrive pas à guérir, parce que leur cause n'est pas dans le nez; la muqueuse ne fonctionne que par son système nerveux ; c'est à lui **que** le thérapeutiste doit s'adresser.

2° *Pharynx*.

Le pharynx, qui a la même fonction que le nez, sert de passage à l'air et a, en plus, par ses muscles, la fonction de déglutition, est animé par les cellules bulbaires et trois séries de nerfs, donne passage à l'air, déglutit facilement l'aliment, tant que les cellules sont à l'état de santé ; dès qu'elles s'irritent, les phénomènes pathologiques ont la plus grande ressemblance avec les phénomènes nasaux.

Ses nerfs sensitifs donnent des démangeaisons, des picotements, des brûlures et des crises de douleur, proportionnées à l'irritation de la cellule nerveuse. La muqueuse rougit, ses vaisseaux se dilatent, deviennent variqueux, se rompent, donnent des hémorrhagies à répétition ; à la longue, la muqueuse s'ulcère, se couvre d'aphtes, prend un teint violacé, jaune. Les sécrétions glandulaires se tarissent d'abord, puis croissent, deviennent muco-purulentes ; les glandes qui sont disséminées dans la muqueuse grossissent et s'hypertrophient ; c'est là l'angine glanduleuse chronique, que le traitement direct ne guérit pas, parce que sa cause est en dehors de la muqueuse. Cette angine peut être déterminée accidentellement par le froid ; elle est alors passagère ; mais, chez le nerveux, elle est, comme le coryza, durable et persiste des années, aussi longtemps que le système nerveux n'est pas guéri.

Les amygdales souffrent de l'irritation de la cellule nerveuse aussi bien que les glandes du pharynx ; elles puisent leur innervation à la même source que les glandes pharyngées ; leur muqueuse est innervée par les mêmes nerfs que la muqueuse pharyngée.

L'inflammation des amygdales peut être temporaire si elle est due au froid ; mais elle dure aussi chez le nerveux, et l'amygdale est sujette à des suppurations répétées, elle s'hypertrophie ; elle ne guérit pas plus que l'hypertrophie des glandes pharyngées par le traitement direct.

L'irritation des cellules nerveuses qui se transmet aux nerfs moteurs du pharynx trouble la contractilité du muscle pharyngé, qui devient douloureux, et la déglutition est gênée. Si l'irritation des cellules grandit, la déglutition du solide et celle du liquide peuvent devenir impossibles, et le solide et le liquide, arrivés dans le pharynx, seront vomis. Le vomissement ne cesse que lorsque la cellule nerveuse se calme.

La pathologie du pharynx est la même que celle du nez ; le pharynx devient malade à la suite du nez ; les faits de déglutition troublée compliquent la pathologie pharyngée. Chez le malade, l'irritation passe du groupe cellulaire pharyngé au groupe cellulaire du poumon, larynx, trachée, bronches, alvéoles, de la plèvre et des muscles de la cage thoracique.

L'irritation frappe les cellules bulbaires qui constituent le centre automoteur et, à la suite, les derniers organes que je viens d'énumérer.

3° *Cellules bulbaires irritées.*

Les cellules bulbaires irritées se traduisent par la sensation de dyspnée, d'étouffement, sensation qui peut se produire seule, ou compliquer les inflammations qu'elles éveillent dans le larynx, la trachée, les bronches, etc.

Chacune de ces inflammations peut exister sans dyspnée; cette irritation annonce aussi, par la dyspnée, l'accès d'asthme qui va commencer ; si elles n'éveillent pas la dyspnée, elles donnent quelquefois des douleurs sur la colonne vertébrale, au niveau du cou ou dans une région éloignée.

La cellule bulbaire est cause des phlegmasies des diverses parties du poumon, ou bien elle est cause de la gêne fonctionnelle des muscles de la cage thoracique, des névralgies des nerfs sensitifs de la cage thoracique ; la pleurodynie, la myalgie thoracique, l'arthralgie thoracique, dérivent de l'irritation des cellules médullaires, et lui sont proportionnées.

4° *Larynx*.

Le larynx est la première partie de l'organe pulmonaire qui s'ouvre et se ferme alternativement, pour le passage de l'air et l'expulsion des produits du sang ; il est, de plus, l'organe de la voix.

C'est à ce double titre que les cellules bulbaires, irritant le pneumogastrique, le spinal et le grand sympathique, iront porter le désordre dans la structure et la fonction de l'organe.

Les nerfs sensitifs du larynx, irrités par les cellules, tolèrent mal le contact de l'air, et l'arrivée de l'air produit, par acte réflexe, des quintes de toux. Chez le jeune enfant, l'irritation cellulaire provoque le faux croup, des crises de laryngite spasmodique ; la muqueuse se congestionne par l'irritation ; les sécrétions de ses glandes sont modifiées, diminuées, puis augmentées ; elles deviennent muco-purulentes, purulentes, et à la longue la cellule bulbaire détermine des ulcérations de la muqueuse, l'œdème de la glotte, des polypes laryngés. Les nerfs moteurs du larynx, irrités, comme les nerfs sensitifs, dérangent les contractions des muscles ; l'émission de la voix est défectueuse, la voix s'éraille et se perd même complètement, un temps plus ou moins long, des mois souvent, des années et tant que la cellule bulbaire reste irritée.

5° *Trachée, bronches, alvéoles pulmonaires, plèvre, cage thoracique.*

Ces organes multiples n'ont plus, tous réunis, qu'une fonction unique : la ventilation du sang, sa purification, tous sont régis par les cellules bulbaires et cervicales. Le plexus pulmonaire leur fournit les nerfs sensitifs, moteurs et vaso-moteurs. Trachée, bronches, alvéoles pulmonaires sont composés par les mêmes éléments anatomiques, éléments dont la forme se modifie pour s'adapter à la fonction de l'organe, qui consiste à porter l'air aux alvéoles.

La muqueuse, les muscles et le tissu élastique concourent au transport de l'air ; ces organes, aussi bien que la séreuse pleurale, les muscles de la cage thoracique, relèvent tous, pour eur fonction comme pour leurs maladies, des cellules bulbaires et cervicales.

L'irritation cellulaire cause l'asthme, la trachéite, la bronchite, l'hémoptysie, la congestion pulmonaire, la pneumonie, la pleurésie. L'intensité, la gravité de chacune de ces affections dépendent du degré d'irritation de la cellule. L'homme qui a un système nerveux fortement équilibré supporte les températures extrêmes sans devenir malade ; la moindre variation de température donne au nerveux, trachéite, bronchite, hémoptysie, congestion pulmonaire, etc. ; et la nature, l'intensité de

ces affections sont en rapport avec le champ cellulaire
atteint et la résistance de la cellule nerveuse. Est-elle
déprimée et appartient-elle à l'organisme affaibli d'un
alcoolique ou d'un diabétique compromis par une perte
excessive de sucre, la maladie peut prendre un caractère
sérieux, qu'il s'agisse de laryngite, de bronchite, de
congestion pulmonaire ou de pneumonie, etc.

Une irritation accidentelle de la cellule par un refroidissement fait durer la pneumonie cinq, sept ou neuf
jours, et la pneumonie cesse avec l'irritation ; elle ne sup-
pure que si la cellule est fatiguée antérieurement et est
surprise par un froid ; celle-ci alors n'arrive plus à se
débarrasser de l'irritation, et l'individu succombe.

Chez l'homme sain, la pleurésie accidentelle est
séreuse ; la cellule irritée par des excès antérieurs produit spontanément, même sans qu'il y ait refroidissement, une pleurésie purulente d'emblée ; la cellule nerveuse saine ne permet pas l'invasion microbienne ; le
microbe ne se développe qu'avec un système nerveux
fatigué. Je reviendrai plus loin sur cette question du
microbe.

L'irritation cellulaire suit une voie descendante le
plus souvent ; débutant par le coryza, elle fait postérieurement pharyngite, laryngite, trachéite, bronchite,
ou bien elle peut ne produire qu'une maladie isolée, une
congestion pulmonaire, une pneumonie, une pleurésie, etc. ; l'irritation peut aussi s'étendre de bas en
haut.

L'irritation cellulaire peut se manifester seule, comme il arrive dans l'asthme ; des accès de dyspnée de durée variable se produisent et cessent avec l'irritation ; d'ordinaire, elle communique son irritation aux nerfs du larynx, de la trachée, des bronches, des alvéoles et aux nerfs de la cage thoracique ; l'asthmatique sent tous ces organes serrés, laissant passer difficilement l'air qui produit des sifflements, des ronflements et n'arrive pas dans certains groupes bronchiques.

La muqueuse pulmonaire se congestionne, les muscles se convulsent, les sécrétions, taries d'abord, s'exagèrent ensuite ; la convulsion des muscles empêche, avec le gonflement de la muqueuse, le passage de l'air ; il se fait une bronchite, d'autant plus intense que l'irritation cellulaire est plus vive ; le poumon peut se congestionner, s'hépatiser. La durée de la crise lui donne, en général, son caractère de gravité ; le sang, à la longue, n'arrive plus à s'oxygéner complètement ; le facies, la peau, se cyanosent.

Dans la grande crise d'asthme, nerfs intercostaux et nerf diaphragmatique sont irrités, les deux temps de la respiration, inspiration et expiration, n'ont plus leur durée relative qui correspond à l'intégrité fonctionnelle de la cellule nerveuse ; l'inspiration et l'expiration ne se font plus qu'avec des muscles qui se contractent mal ; elles sont accélérées ou ralenties, et la percussion, l'auscultation, font percevoir des signes en rapport avec les désordres fonctionnels et la lésion. Quand la crise est

violente, le champ cellulaire du facial s'irrite par voisinage ; les narines se dilatent pour agrandir le passage
de l'air, l'œil s'ouvre largement.

Toutes les cellules de la moelle s'irritent ; la peau,
les muscles s'hyperesthésient, la peau se couvre de
sueurs profuses. Une crise d'asthme ne cesse que si
l'irritation quitte le terrain bulbaire, pour passer à une
autre partie de la moelle, ou à un autre centre nerveux ;
la cellule bulbaire se calme, si un membre ou le dos
s'hyperesthésient, si l'estomac rend beaucoup de gaz ou
si le rein excrète beaucoup d'urine, si les sueurs profuses se produisent ; la crise du poumon cesse, si elle
est remplacée par la crise d'un autre organe.

La crise de la cellule médullaire s'annonce d'ordinaire par la crise cellulaire d'un autre centre nerveux ;
ainsi, l'insomnie, le mal de tête, le vertige, les trois
symptômes de l'irritation cérébrale précèdent, l'un ou
l'autre, la crise bulbaire ; ou bien un coryza, l'éter-
nuement, le picotement de la gorge, le gonflement de
l'estomac, gaz, nausées, sont les avant-coureurs de
l'asthme.

En résumé, l'asthme est déterminé par l'irritation
cellulaire d'un centre nerveux quelconque, et ne se
termine que si la cellule bulbaire a irrité un autre
centre nerveux.

La dyspnée, qu'elle soit concomitante d'une affection
de l'estomac, du cœur ou du poumon, est toujours
d'origine bulbaire ; elle augmente dans les maladies du

cœur ou du poumon, si les lésions provoquées par la cellule nerveuse gênent l'oxydation du sang, et le sang adultéré aggrave l'irritation ; la dyspnée augmente par les lésions que fait la cellule bulbaire dans les organes de circulation et de respiration.

6° *Cœur*.

La . fonction et les maladies du cœur dépendent, comme la fonction et les maladies du poumon, des cellules bulbaires ; à l'état de santé, les cellules assurent son fonctionnement régulier, son activité intermittente, le repos du muscle cardiaque, succédant à la contraction du muscle ; repos et contractions durent toujours un temps uniforme, et nous ne sentons ni les contractions cardiaques, ni la circulation du sang ; le muscle se contracte, en moyenne, 60 fois par minute ; les battements de la pointe cardiaque peuvent être palpés dans le sixième espace intercostal et appréciés en palpant l'artère, qui, d'ordinaire, dessine les contractions du ventricule gauche.

Les contractions et dilatations se trahissent par deux bruits, dont le maximum est à la pointe et à la base de l'organe, bruits dont le premier est sourd et prolongé, et le second rapide et sec ; ils sont séparés par un court silence ; les deux réunis tracent une évolution cardiaque, suivie d'un silence plus long.

Voilà les phénomènes principaux que révèle l'auscultation ; ils signifient, quand ils se présentent avec ces caractères, que les cellules bulbaires jouissent de leurs qualités physiologiques.

Les cellules bulbaires du pneumogastrique cardiaque peuvent s'irriter à la suite des cellules du pneumogastrique pulmonaire, à la suite des cellules qui émettent le trijumeau ou les nerfs pharyngés; l'irritation peut leur venir de l'irritation des cellules cérébrales ou encore être consécutive à l'irritation du plexus solaire ou de tout autre plexus.

La maladie cardiaque a des origines multiples. L'irritation des cellules bulbaires du pneumogastrique cardiaque se transmet au plexus cardiaque, et voici les principaux faits pathologiques qui apparaissent :

La dyspnée est d'abord due aux cellules bulbaires et peut se compliquer des phénomènes de la cellule cérébrale irritée : sensation de peur, d'angoisse, de mort prochaine.

Le plexus cardiaque irrité produit l'angine de poitrine ; douleur plus ou moins vive sous le sternum ou à la base du cœur, crise de douleurs intolérables qui peuvent durer plusieurs jours, etc.

Les cellules de la moelle éveillent les douleurs des nerfs intercostaux gauches ou droits, brachiaux gauches ou droits.

Le plexus cardiaque irrité rend les contractions du muscle cardiaque brûlantes, douloureuses, dérange leur harmonie, gêne la circulation des vaisseaux du cœur et rend tous les nerfs sensitifs cardiaques douloureux ; les battements du cœur sont troublés, intolérés, ralentis ou accélérés ; tantôt on note 36 ou 42 pulsations artérielles, tantôt la radiale bat 120, 150, 180 et jusqu'à 200 pulsations ; c'est ce que j'ai observé chez maints nerveux.

Le pouls ne redevient normal, que si les cellules bulbaires reprennent l'état physiologique.

Avec les désordres des battements cardiaques commencent les bruits morbides ; le premier devient violent et se prolonge ; le malade sent des coups dans le thorax ; le petit silence diminue, puis il disparaît ; les deux bruits se continuent, ne sont plus séparés, puis il devient difficile de reconnaître le deuxième ; le grand silence disparaît aussi ; les contractions deviennent incessantes, il semble que le cœur n'a plus de repos, et il semble au malade que le thorax va s'ouvrir sous ces contractions brutales.

Les nerfs vaso-moteurs du cœur, irrités, amènent les désordres de nutrition du muscle et des séreuses ; le muscle s'altère, les séreuses se gonflent, peuvent sécréter du liquide qui les gêne dans leur fonction ; des bruits morbides paraissent, souffles plus ou moins durs, rapeux, au premier temps le plus souvent, qui couvrent les deux temps, présystoliques ou systoliques, ou bien un souffle au deuxième temps seulement.

Les cavités du cœur arrivent, au milieu de cette gêne, à ne plus pouvoir se débarrasser entièrement du sang qu'elles contiennent, et l'hydropisie commence aux membres inférieurs d'abord, puis grandira. Le muscle cardiaque est lésé, l'endocarde est congestionné, enflammé ; ces lésions peuvent n'être que passagères, ou bien elles deviennent définitives si le malade est livré à lui-même. L'endocardite peut être irrémédiable dès le début; il est impossible de porter un pronostic sans avoir fait un traitement prolongé. J'ai vu le cœur se rétablir, les bruits rapeux disparaître, l'hydropisie également, alors que je croyais à une lésion définitive. Toutes ces lésions sont d'origine médullaire ; elles viennent à la suite de la dyspepsie, comme après ou avant le rhumatisme, à la suite de chagrins prolongés ou de fatigues physiques, ou de maladies pulmonaires ; c'est que l'irritation des cellules de tous les centres peut les produire ; le cœur, au point de vue de ses maladies, est dans le droit commun ; angine de poitrine, palpitations ou maladie organique du cœur ont la même origine.

CHAPITRE VIII

Évolution morbide.

L'analyse des symptômes que présente la cellule
médullaire irritée, des influences morbides de la cellule
irritée sur les nerfs de la sensibilité générale, des nerfs
des organes des sens sur les nerfs trophiques, sur le
système nerveux viscéral, je l'ai puisée tout entière
dans l'observation clinique ; la maladie met en évidence
la cellule et les nerfs ; c'est elle qui nous permet de les
suivre du jour où elle commence à nous faire souffrir
ainsi que les nerfs, jusqu'au jour où elle se calme et
redevient silencieuse.

L'organisme humain s'édifie, se fait durer, se conserve
par la matière alimentaire qui lui est apportée du
dehors, par la matière atmosphérique, etc.; il devient
malade par ces matières, si elles ne lui sont pas appropriées et ne conviennent pas à sa cellule nerveuse. Ce
même organisme, une fois atteint dans un groupe

de ses cellules, continue la maladie dans la chaine cellulaire qui l'appelle, la détermine et la continuera jusqu'à ce que l'unité nerveuse soit refaite.

L'organisme se tient en santé par le système nerveux, et se tient malade par le même système nerveux.

Je montrerai, par l'observation clinique, que l'évolution morbide se fait avec la plus grande uniformité, avec une parfaite monotonie; la maladie, quelle qu'elle soit, n'est pas un accident fortuit, sans lien avec le passé; d'ordinaire, toute maladie est appelée par la précédente, si elle n'est pas un début, et en évoquera une série d'autres, toujours dues à la cellule nerveuse.

Je présenterai d'abord les observations cliniques des maladies provoquées par la moelle; elles sont très nombreuses; cette série de maladies peut occuper toute la vie de l'individu, toujours dues à l'irritation cellulaire; la maladie due à la moelle ne reste pas un fait localisé; la cellule de la moelle appelle toujours l'irritation du plexus solaire, la dyspepsie; celle-ci ne manquera jamais dans le tableau pathologique que nous présente la moelle; elle peut venir à la suite des affections d'origine médullaire, mais elle peut être primitive et l'affection due à la moelle ne paraîtra qu'en suite; cette genèse morbide prouve les influences réciproques des cellules de la moelle et des cellules du plexus solaire, leur enchaînement intime.

On ne peut entrevoir l'évolution morbide, on ne peut comprendre la pathogénie qu'en suivant la marche des maladies, qu'en se rendant compte de leur succession ; l'évolution morbide, la succession morbide démontreront au lecteur la vérité de la physiologie pathologique que j'ai développée dans les chapitres précédents.

Je présenterai au lecteur des observations en aussi faible nombre que possible, mais en nombre suffisant pour faire la preuve ; ce tableau d'observations sera intéressant parce qu'il lui présentera la pathologie sous un aspect nouveau, il servira à donner à la pathologie une simplicité, une précision, qui lui manquent totalement ; la pathologie classique, qui est enseignée, ne se compose que de faits multiples sans enchaînement, sans lien, qui n'ont de valeur pour le médecin que si la maladie se complique de lésion, et sont tout à fait dénués de valeur si la lésion est absente ; or, la lésion, conséquence de l'irritation cellulaire, peut ne pas se faire et la maladie n'en existe pas moins. L'anatomie pathologique a été la base des classifications ; elle ne constitue qu'une base mauvaise, insuffisante, parce qu'elle ne fournit aucune éclaircie sur l'origine de la lésion ; elle ne nous fait pas comprendre la nature même de la lésion, qui est toujours provoquée par une cause située en dehors de l'organe.

Je commencerai par les observations des maladies qui proviennent de l'irritation de la partie supérieure de la moelle, par le coryza et la pharyngite.

I

CELLULES MÉDULLAIRES IRRITÉES. — CORYZA.
PERTE DE L'ODORAT, ETC.

Observation i. — Dame, âgée de quarante-huit ans, malade depuis l'âge de quinze ans, vient me consulter en 1887 ; depuis plus de vingt ans, elle n'a plus d'odorat, la fonction de la cellule olfactive est détruite ; il y a une quinzaine d'années, elle a souffert de violentes palpitations qui ont duré un an ; ces palpitations cessent, et l'hyperesthésie des muscles fessiers, des muscles de la jambe a commencé ; elle reste difficilement assise ; en marchant, elle a de vives douleurs dans les jambes.

La dyspepsie a commencé il y a une dizaine d'années, et durait lors de la première consultation.

Observation ii. — Femme de trente ans, qui n'a plus de sécrétions nasales depuis l'âge de vingt-cinq ans ; elle est actuellement affectée d'hyperesthésie des muscles lombaires, se tient difficilement debout.

Dyspeptique depuis deux ans (gaz et vomissements).

OBSERVATION III. — Jeune homme de vingt-cinq ans ; coryza continuel depuis quatre ans ; névralgies intercostales depuis deux ans.

La dyspepsie a commencé il y a deux ans.

OBSERVATION IV. — Jeune femme de vingt ans ; coryza revenant régulièrement, depuis trois ans, tous les huit jours, et dure cinq ou six heures ; les membres supérieurs et inférieurs sont hyperesthésiés.

Dyspepsie qui a commencé il y a un an.

Résumé : L'irritation médullaire commence par produire, dans les quatre observations, les affections nasales, perte de l'odorat, suppression des sécrétions nasales, coryza continu, coryza intermittent.

L'irritation se continue dans les cellules qui émettent les nerfs sensitifs des lombes, des muscles intercostaux, des muscles fessiers, des muscles des membres inférieurs. Peau et muscles de ces régions s'hyperesthésient.

Tous les quatre deviennent, plus tard, dyspeptiques.

II

ANGINE PHARYNGÉE.

Observation v. — Mme N., quarante-quatre ans ; l'angine pharyngée se renouvelle cinq fois par an ; il y a six ans, hyperesthésie de la cuisse gauche ; cette hyperesthésie cesse, et le coryza commence ; depuis trois ans, chaque année, bronchite. Depuis deux ans, leucorrhées et métrorrhagies.

Dyspepsie stomacale depuis trois ans ; lourdeur d'estomac à la suite de chaque repas.

Observation vi. — Malade âgé de trente-huit ans. A partir de vingt ans, angine glanduleuse, hémorrhagies pharyngées et crises de douleur du pharynx.

Peau et muscles du dos hyperesthésiés depuis dix ans.

Dyspepsie datant de quinze ans.

Observation vii. — Malade âgé de quarante-sept ans.

Angine pharyngée, datant de l'âge de trente-deux ans, qui a résisté aux traitements locaux, balnéaires.

Colonne vertébrale et bras droit hyperesthésiés.

Dyspeptique depuis l'âge de quarante et un ans.

L'angine pharyngée est le premier fait de l'irritation médullaire dans ces observations; elle est plus ou moins tenace, elle se renouvelle souvent ou est continue; elle fait même des crises de douleur, si l'irritation cellulaire est forte.

L'irritation spinale, qui trouble le pharynx d'abord, s'étendra; elle fera l'hyperesthésie de la cuisse, qui cesse pour faire place au coryza ; puis les cellules médullaires qui envoient les nerfs au poumon entrent en jeu (bronchite trois ans de suite); puis ce sont les cellules de l'organe utérin (métrorrhagies); enfin, paraît la dyspepsie (Obs. v).

(Observation vi). — Les cellules de la moelle font d'abord l'angine pharyngée, puis apparaîtra l'hyperesthésie cutanée et musculaire, et finalement la dyspepsie.

Il en est de même chez le malade de l'Observation vii.

La marche de la maladie pour la partie de l'appareil respiratoire qui est toujours béante à l'air, nez et pharynx, ne varie pas.

Que le début soit un coryza ou une pharyngite, l'hyperesthésie vient ensuite; poumons, cœur, utérus, seront troublés par des bronchites, palpitations, métrorrhagies, et la dyspepsie se présente toujours dans le tableau pathologique

Suivons la filiation des faits pathologiques, à travers le poumon qui s'ouvre, et se ferme avec intermittence, et l'enchaînement des maladies dues aux centres nerveux, moelle et plexus solaire.

III

LARYNGITE. — APHONIE.

L'irritation de la cellule médullaire peut développer la maladie, progressivement, dans le nez, le pharynx, puis dans le larynx ; c'est ce que l'on observe journellement ; mais elle peut commencer par frapper le larynx tout d'abord.

Observation VIII. — Mme C., quarante-quatre ans. Laryngite chronique depuis l'âge de dix-huit ans ; laryngite qui ne s'est pas guérie ; l'aphonie a compliqué la laryngite depuis l'âge de trente-quatre ans ; actuellement, hyperesthésie généraliséeà la peau et aux muscles de tous les membres.

Dyspeptique depuis cinq ans.

Observation IX. — Mme D., trente ans. Coryza continu, et angine pharyngée depuis l'âge de vingt-quatre ans ; aphonie depuis trois ans.

Dyspepsie qui date de quatre ans.

OBSERVATION X. — Mme B., quarante ans. Coryza continu dès l'âge de trente-deux ans.

La dyspepsie a débuté à trente-quatre ans.

Depuis onze ans, le soir à cinq heures, crise incessante de toux, qui la laisse anéantie ; cette toux spasmodique dure quinze minutes.

Laryngite, aphonie, laryngite spasmodique, peuvent être précédées de coryza et pharyngite ; elles peuvent être le premier fait pathologique ; l'hyperesthésie peut les accompagner ou faire défaut ; mais ce qui ne manque pas, c'est la dyspepsie survenant ultérieurement, c'est-à-dire la transition de l'irritation médullaire au plexus solaire.

IV

BRONCHITE.

La bronchite a la même pathogénie que le coryza, la pharyngite ou la laryngite ; elle est souvent la première manifestation de l'irritation médullaire. Quel que soit l'âge de l'individu, elle a toujours la même origine.

OBSERVATION XI. — Mlle P., vingt ans. Bronchite dès l'âge de sept ans, qui se renouvelle chaque année jusqu'à treize ans ; elle s'arrête et la dyspepsie commence. La peau et les muscles sont hyperesthésiés.

OBSERVATION XII. — Mlle D., dix-huit ans. Bronchites répétées depuis l'âge de quinze ans ; la bronchite s'arrête et fait place à une névralgie sciatique qui dure deux mois ; la sciatique, à son tour, est remplacée par la dyspepsie.

Observation XIII. — M. P., soixante ans. Coryza et dyspepsie dès l'enfance ; ces deux affections s'arrêtent il y a dix ans, et la bronchite commence chaque année ; râles sous-crépitants dans les deux poumons ; le malade est devenu sourd depuis plusieurs années.

Observation XIV. — M. B., cinquante et un ans. Gravelle urinaire qu'une saison à Contrexéville enraie, et la bronchite commence et dure trois mois.

La dyspepsie succède à la bronchite ; actuellement, l'estomac est dilaté à 4 centimètres au-dessous de l'ombilic.

La bronchite paraît à tous les âges, commence chez les enfants (Obs. xi) ou dans la maturité (Obs. xiii), puis surviennent, pour l'enrayer, d'autres conséquences de l'irritation cellulaire, la sciatique, l'hyperesthésie ; elle vient aussi lorsque, brusquement, l'irritation du plexus rénal se calme (Obs. xiv). Dans ce cas, la guérison rapide de la gravelle urinaire a entraîné la bronchite, ce qui démontre qu'il ne suffit pas de remédier à un fait pathologique localisé déterminé par un centre nerveux ; il s'en produit d'autres à la suite, et il s'en produira tant que le système nerveux n'est pas calmé. Le fait pathologique, en lui-même, n'a pas de sens ; il n'a une signification que par la pathogénie ; c'est elle qui est cause que l'individu guéri de la gravelle n'est pas guéri ; la maladie paraîtra dans le poumon après avoir cessé dans le rein ; cette transition s'observe chez

tous les malades; la sécrétion uratique n'est qu'une
conséquence de la maladie, et non la maladie; aussi
bien, la lésion anatomique n'est pas la maladie, mais
une conséquence de l'irritation de la cellule nerveuse.

Dans ces observations de bronchite, comme dans les
précédentes, la dyspepsie arrive toujours après un certain temps de maladie. Dans toutes les autres affections
du poumon ou de la plèvre, dans l'hémoptysie, la congestion pulmonaire, l'asthme, la pleurésie, elle ne manquera jamais; je n'aurai plus besoin de rappeler l'attention sur le passage de l'irritation de la cellule médullaire
au plexus solaire qui ne manque jamais, et cette transition nécessaire est d'un immense intérêt au point de
vue de la thérapeutique des maladies.

V

HÉMOPTYSIE.

L'hémoptysie est souvent d'origine nerveuse, et non provoquée par le bacille tuberculeux. L'hémoptysie nerveuse évolue comme les autres affections pulmonaires.

OBSERVATION XV. — M. M., vingt-cinq ans. A vingt et un ans, hémoptysies abondantes qui se répètent quinze jours de suite; les hémoptysies cèdent la place aux palpitations, qui durent trois mois, puis hyperesthésie du bras droit.

Finalement, la dyspepsie commence il y a un an.

L'irritation médullaire, qui est cause d'hémoptysie d'abord, produit ultérieurement des palpitations, puis l'hyperesthésie, et, finalement, la dyspepsie s'ajoute aux phénomènes pathologiques de la moelle qui ont disparu.

VI

CONGESTION PULMONAIRE.

Une observation de congestion pulmonaire suffira pour montrer ses liens avec l'irritation cellulaire; elle a la même valeur pathologique que la bronchite ou l'hémoptysie; toutes les observations de congestions pulmonaires que je pourrais citer sont de même nature et obéissent à la même loi d'évolution.

OBSERVATION XVI. — M. H., quarante-six ans. Commence à être ma'ade à l'âge de trente et un ans; il est surmené par les chagrins; la cellule médullaire s'irrite. Congestion pulmonaire qui dure trois semaines; le coryza vient à la suite de la congestion durant quelques semaines, puis névralgies intercostales droites.

Spontanément, la cellule médullaire, qui a irrité la cellule cérébrale, se calme, et la cellule cérébrale se manifeste six mois par des maux de tête, des vertiges.

Quand ces derniers phénomènes ont cessé, la dyspepsie commence.

Ainsi, congestion pulmonaire, coryza, névralgies
intercostales de source médullaire, remplacés par les
phénomènes cérébraux, et ces derniers cédant le terrain
au plexus solaire.

Cette observation nous montre la transition de l'irritation aux trois centres principaux.

VII

ASTHME.

L'asthme, que j'ai défini par l'irritation des cellules bulbaires, irritation qui se transmet aux nerfs pulmonaires et fera les lésions pulmonaires s'il se répète souvent, est soumis aux mêmes conditions de filiation que la bronchite, la congestion pulmonaire et l'hémoptysie.

Il évolue comme ces maladies, cessera si l'irritation passe à d'autres centres, guérira si la cellule bulbaire se calme.

Observation XVII. — M. N., cinquante-trois ans. Depuis vingt-cinq ans, chaque mois, coryza et accès d'asthme avec sifflements ; il dure plusieurs heures ; il commence régulièrement à minuit, puis la peau de la cuisse gauche s'hyperesthésie et ses muscles s'atrophient.

Il y a quinze ans, la dyspepsie a commencé.

OBSERVATION XVIII. — M. C., quarante-quatre ans. Dès l'âge de trente-cinq ans, chaque jour crise d'asthme avec sifflement; chaque crise laisse des névralgies dorsales.

Dyspeptique depuis cinq ans.

OBSERVATION XIX. — M. A., quarante-cinq ans. Dès l'enfance, coryza continu et asthme ; il y a cinq ans, l'asthme cesse, et la dyspepsie commence ; le soir, à cinq heures, au moment de la digestion, il a, sur tout le corps, des démangeaisons intolérables, démangeaisons qui durent une demi-heure ; ces démangeaisons recommencent le soir à dix heures.

Il a cent vingt pulsations à la minute. Le premier bruit cardiaque est remplacé par un bruit de rape.

L'irritation cellulaire cause d'asthme fait l'irritation d'autres champs cellulaires qui amènent l'hyperesthésie de la cuisse gauche (OBS. XVII). L'asthme amène les névralgies dorsales (OBS. XVIII). Enfin, l'asthme (OBS. XIX), qui date de l'enfance, cède le terrain à la dyspepsie, et, aux heures de digestion, la cellule du plexus solaire, à cinq et dix heures du soir, amène l'irritation des cellules médullaires et des démangeaisons qui durent une demi-heure.

L'irritation cellulaire produit l'endocardite (OBS. XIX).

L'asthme est une maladie complexe pouvant disparaître sans faire de lésion, ou bien elle lèse le poumon et le cœur, déterminant des lésions plus ou moins graves.

VII

PLEURÉSIE.

La plèvre pulmonaire innervée, comme le poumon, s'enflamme dès que les cellules médullaires qui lui envoient les nerfs s'irritent.

La pleurésie non tuberculeuse a le même sens que la congestion pulmonaire, l'hémoptysie, l'asthme. Elle est très commune chez les nerveux, plus commune que la pleurésie tuberculeuse, et elle se présente à chaque instant à l'attention du clinicien. Cette pleurésie est toujours séreuse, et ne devient purulente que si la cellule est profondément déprimée.

Observation xx. — M. P., trente-sept ans. Pleurésie à l'âge de vingt-trois ans ; actuellement, hyperesthésie des membres.

La dyspepsie a paru il y a dix ans.

Observation XXI. — M. L., quarante-cinq ans. A neuf ans, angine couenneuse, pleurésie gauche à quinze ans; actuellement, peau et muscles du dos hyperesthésiés.

Dyspeptique depuis quinze ans.

Observation XXII. — Mᵐᵉ G., cinquante-deux ans. Bronchite à quarante-six ans, puis palpitations; les palpitations sont remplacées par une pleurésie; muscles de la nuque hyperesthésiés.

Dyspepsie.

Ces trois observations montrent l'identité d'évolution pour la pleurésie comme pour les autres maladies du poumon; peu importe le genre de lésion, peu importe la partie de l'appareil respiratoire affectée, larynx ou bronches, ou tissu pulmonaire, ou les vaisseaux du poumon, ou l'enveloppe du poumon. Une cause extrinsèque, la cellule de la moelle, règle le cours de la maladie et appelle toujours la maladie de l'estomac parce que la cellule de la moelle irritée irrite le pneumogastrique stomacal et, à la suite, le plexus solaire.

IX

ANGINE DE POITRINE.

Le cœur dépend pour ses maladies, comme le poumon, de la cellule médullaire irritée ; celle-ci fait les troubles fonctionnels de cet organe, ses lésions ; la cellule de la moelle est cause de l'angine de poitrine qui peut être passagère ou continue, selon que le cœur et les vaisseaux qui en émanent sont intacts ou sclérosés ; la gravité de l'angine de poitrine est surtout liée à la sclérose.

OBSERVATION XXIII. — M. M., soixante-cinq ans, vient me consulter, il y a quatre ans. Depuis trois ans, il ne peut faire quelques pas sans ressentir une violente dyspnée, une vive douleur sous-sternale ; le cœur bat cent vingt fois par minute, hyperesthésie des nerfs intercostaux supérieurs droits et gauches des deux bras.

Bon vivant, grand chasseur, il était réduit à abandonner les exercices et il se croyait incurable.

Dyspepsie : estomac dilaté jusqu'à l'ombilic.

Je fais le traitement du système nerveux, le traitement de l'estomac.

Après deux mois, l'angine de poitrine avait diminué, les symptômes gastriques étaient amendés. Après deux ans de traitement, il put recommencer à chasser quatre heures de suite, et le cœur était calmé. Il continua son traitement deux années.

Ce malade, qui avait surmené sa cellule médullaire, son plexus solaire par des marches exagérées, par la bonne chère, avait retrouvé la santé ; le facies, qui était terreux, était redevenu coloré, et, livré depuis deux ans au découragement parce qu'on lui avait dit qu'il avait une maladie du cœur incurable, il était revenu à la pleine possession de lui-même et à la gaieté qu'inspire la santé restaurée !

X

PALPITATIONS.

Les palpitations peuvent être la première manifestation de l'irritation médullaire, et la filiation pathologique continuera identique à ce qu'elle était dans toutes
les maladies que je viens de passer en revue.

Observation XXIV. — M. S., trente-cinq ans. Palpitations qui durent six mois, puis hyperesthésie coxo-
fémorale et douleurs des genoux ; eczéma des cuisses.

A ces douleurs, qui cessent, succèdent les névralgies
intercostales bilatérales; les doigts des mains sont
douloureux.

Dyspepsie : inappétence et gaz.

Observation XXV. — M. C., trente-neuf ans. A trente
et un ans, palpitations, puis elles sont remplacées par
hyperesthésie droite de la colonne vertébrale, par trem-

8

blement des bras, par sensibilité lombaire qui l'empêche de marcher depuis deux ans.

Dyspepsie : estomac dilaté à 4 centimètres au-dessous de l'ombilic.

OBSERVATION XXVI. — M. C., quarante-cinq ans. Crises atroces de palpitations, qui durent vingt-quatre heures de suite ; le cœur bat cent trente fois à la minute, les deux bruits sont confondus en un seul.

La crise de palpitations est toujours accompagnée d'une crise de gaz.

Après quelques semaines de traitement du système nerveux et de l'estomac, les crises de palpitations ne duraient plus qu'une heure, et les crises de gaz avaient notablement diminué ; les deux bruits cardiaques étaient distincts.

Il présentait aussi, au début, de l'hyperesthésie des membres qui avait presque disparu.

Ainsi, angine de poitrine ou palpitations ne peuvent se séparer, au point de vue de l'évolution, des autres affections ; l'hyperesthésie, la dyspepsie, les suivent ; elles se rattachent à l'irritation médullaire.

J'en puis dire autant de l'endocardite ; je reviendrai à la question de l'endocardite plus loin.

XI

RHUMATISME ARTICULAIRE AIGU, GÉNÉRALISÉ,

ET RHUMATISME MONO-ARTICULAIRE.

J'ai dit, plus haut, que le rhumatisme n'est pas dû à une diathèse, mais à la cellule irritée de la moelle ; si l'irritation se généralise par suite de grandes fatigues, ou d'émotions, ou de chagrins, etc., il se fera un rhumatisme articulaire aigu ; que l'irritation se localise, il y aura un rhumatisme mono-articulaire. Si l'irritation de la moelle fait le rhumatisme, celui-ci devra suivre l'évolution des autres maladies ; l'observation va nous le démontrer.

OBSERVATION XXVII. — M. B., quarante-huit ans. A quatorze ans, rhumatisme articulaire aigu généralisé ; à vingt-quatre ans, névralgie sciatique ; depuis l'âge de trente-neuf ans, lumbago chronique ; puis congestions oculaires gauches répétées. A l'âge de trente-huit ans, bourdonnements de l'oreille gauche; dyspepsie consécutivement.

OBSERVATION XXVIII. — M. D., trente-huit ans. A trente ans, douleurs rhumatismales des jambes. A trente-sept ans, les articulations des mains se gonflent et sont douloureuses; il ne peut fermer les doigts; rhumatisme des lombes et du cuir chevelu, puis paraissent les névralgies intercostales.

Dyspepsie qui dure depuis quatre ans, émission continue de gaz.

OBSERVATION XXIX. — M. P., trente et un ans. A vingt et un ans, arthrite du genou gauche qui dure quelques semaines, et cède la place aux phénomènes suivants : coryza, puis angine pharyngée, bourdonnements de l'oreille gauche et palpitations.

Actuellement, hyperesthésie généralisée de la peau et des muscles des membres.

La dyspepsie a commencé, il y a trois ans, avec l'obésité. Il engraisse de 50 livres en un an.

Ces trois observations montrent la nature, l'origine du rhumatisme articulaire qui s'étend à toutes les parties du corps, ou se localise; névralgie sciatique, lumbago, congestions de l'œil, bourdonnements de l'oreille, névralgies intercostales, coryza, pharyngite, palpitations, hyperesthésie des membres, lui succèdent, c'est-à-dire que tous les phénomènes

de l'irritation médullaire lui font suite. Tous ces phénomènes sont dus à l'irritation spinale, comme le
rhumatisme.

Chez tous, la dyspepsie survient finalement.

Ainsi, qu'il s'agisse d'une maladie du poumon, d'une
maladie du cœur ou d'un rhumatisme, la marche ne
change pas ; les manifestations proviennent toutes de la
série de cellules nerveuses qui composent la moelle ;
la régularité de l'évolution, qui est toujours la même,
démontre l'unité d'origine.

La nature, simple dans ses opérations, nous met
sous les yeux la simplicité de ses procédés pour engen-
drer tant de maladies diverses dont les médecins ont
cherché en vain le sens, parce qu'ils n'ont pas su
remonter à la cause, qui est une.

XII

PARALYSIE FACIALE.

Quand les cellules médullaires qui émettent le nerf facial sont épuisées par l'irritation, elles se paralysent ; le nerf facial se paralyse et les muscles faciaux d'un côté se paralysent. L'épuisement nerveux peut se faire des deux côtés, et entraîner la double paralysie des muscles de la face. La paralysie d'origine nerveuse n'est que temporaire et dure deux ou trois septenaires ; elle se distingue par tous les caractères cliniques, sur lesquels je n'ai pas à insister, de la paralysie faciale due à une hémorrahgie.

La paralysie faciale d'origine nerveuse est tantôt le premier signe de la dissociation nerveuse, ou bien elle peut survenir dans le cours de la maladie nerveuse.

OBSERVATION xxx — Mme R., quarante-huit ans. A l'âge de dix-huit ans, paralysie faciale qui dure trois semaines ; la paralysie faciale fait place au bourdonnement de l'oreille gauche et à la surdité de la même oreille, c'est-à-dire que l'épuisement des cellules nerveuses du nerf auditif vient après l'épuisement des cellules médullaires du nerf facial ; puis successivement surviennent le coryza, l'angine, les palpitations. Postérieurement, hyperesthésie de la peau et contractions incessantes des muscles des membres ; la force musculaire diminue et la malade monte péniblement un escalier.

Dyspeptique depuis plusieurs années.

Elle est devenue obèse et pèse 240 livres.

Le lecteur pourrait être surpris de voir paraître la paralysie faciale à la suite du rhumatisme, des maladies du cœur et de la poitrine ; mais le fait clinique démontre son caractère ; elle se présente comme ces maladies, et elle est suivie des mêmes faits pathologiques ; cette observation lui fera saisir la place que mérite cette maladie dans le cadre pathologique ; elle est aussi l'expression de l'irritation de la cellule.

J'ai dit plus haut que l'organisme se tient valide par sa cellule nerveuse et fait durer ses maladies si la cellule nerveuse reste irritée, et la vie entière peut être occupée par la maladie avec des formes diverses ; il ne se rétablira que si la cellule récupère son état physiologique.

Voici un fait d'une malade qui est venue me consulter il y a sept ans.

OBSERVATION XXXI. — Mme G., trente et un ans. Danse de Saint-Guy à sept ans ; rhumatisme articulaire aigu à douze ans ; à dix-sept ans, hydarthrose du genou droit ; à vingt-cinq ans, crise de palpitations qui dure un an ; bruit râpeux à la base du cœur au premier temps ; 150 pulsations par minute.

Dyspeptique depuis six ans; pendant trois ans, vomissements alimentaires qui ont cédé.

Goitre exophtalmique.

Le tableau est complet ; la maladie a débuté à sept ans par la danse de Saint-Guy, qui signifie l'irritation médullaire, et a produit le goitre exophtalmique, qui est l'expression d'un système nerveux irrité dans son ensemble.

J'ai soigné deux ou trois malades à goitre exophtalmique, et le goitre a disparu quand le système nerveux s'est rétabli.

J'ai traité une fille de vingt ans qui a eu un énorme goitre sans exophtalmie, affectée depuis plusieurs années d'horribles maux de tête et de dyspepsie. Dès qu'elle fut guérie du mal de tête et de la dyspepsie, il a suffi de quelques applications d'iode sur le goitre et d'un gramme d'iodure de sodium par jour, durant deux mois, pour faire disparaître le goitre.

Le goitre exophtalmique est le résultat d'une dissociation nerveuse invétérée, et est curable par le système nerveux. L'exemple de la jeune fille me fait penser que le goitre simple a parfois la même origine.

Observation XXXII. — M. M., quarante et un ans. Bronchites répétées dès l'âge de six ans. A vingt-cinq ans, genoux et malléoles enflés.

Dyspepsie à trente-cinq ans.

Crises nerveuses, caractérisées par cris, pleurs, contracture des mains. L'hystérie vient évoluer dans ce système nerveux entièrement en désarroi, comme le goitre exophtalmique.

Les grandes névroses ne paraissent que dans un système nerveux profondément déséquilibré. C'est la dissociation nerveuse qui est le substratum des grandes névroses. Je reparlerai plus loin de la question des névroses.

CHAPITRE IX

Plexus solaire irrité (dyspepsie).

L'expérimentation clinique nous a montré que toute irritation cellulaire de la moelle aboutit fatalement à la dyspepsie, c'est-à-dire à l'irritation du plexus solaire ; celui-ci n'échappe pas aux influences morbides de la cellule de la moelle. Le degré d'irritation du plexus solaire produit les formes diverses de la dyspepsie (douleurs, gaz, dilatation, vomissements, etc.).

La dyspepsie est parfois engendrée par l'organisme lui-même, sans que l'on ait à incriminer le régime alimentaire ; mais d'ordinaire le régime alimentaire mal adapté l'aggrave encore.

Il me faut rechercher maintenant l'action du plexus solaire sur la cellule de la moelle, alors que le plexus solaire est le premier irrité, que la dyspepsie est la première manifestation de maladie. Le plexus solaire irrité trouble-t-il la cellule de la moelle, comme la cellule de la moelle a troublé le plexus solaire? En un mot, l'action du plexus, par rapport à la moelle, est-elle la même que celle de la moelle pour le plexus solaire?

C'est encore le fait clinique seul qui peut nous instruire sur cette réciprocité et nous faire connaître les rapports intimes du plexus solaire et de la moelle, rapports qui ont été déjà, en partie, divulgués par la maladie.

OBSERVATION XXXIII. — M. T., trente-cinq ans.

La dyspepsie date de l'âge de vingt-trois ans, chaque repas est suivi de névralgies intercostales droites, qui durent deux heures ; le repas composé d'aliments indigestes amène des névralgies plus violentes.

A la suite du repas, commencent des troubles visuels, et il est incapable de lire une heure ; il se sent fatigué et glacé.

OBSERVATION XXXIV. — Mlle C., quarante et un ans.

Dyspepsie à l'âge de vingt-six ans. La peau du dos est hyperesthésiée ; elle a des rhumatismes de genou et du pied droits. Leucorrhée.

A l'âge de quarante ans, surdité de l'oreille gauche.

OBSERVATION XXXV. — Mlle N., quarante-sept ans.

Dyspepsie qui dure depuis neuf ans (gaz et nausées continuelles).

Il y a cinq ans, arthrite du genou droit et impossibilité

de marcher durant trois mois. L'estomac se calme pendant l'arthrite, et, l'arthrite guérie, la dyspepsie reprend. Plus tard, bourdonnements des deux oreilles et hyperesthésie du côté gauche de la face.

OBSERVATION XXXVI. — M. L., cinquante ans.

Dyspepsie à quarante-six ans ; trois mois de lavages d'estomac ne le calment pas.

La dyspepsie est suivie de douleurs articulaires du bras gauche ; le pouce de la main gauche est enflé depuis trois ans. Bourdonnements de l'oreille gauche.

OBSERVATION XXXVII. — M. D., quarante-six ans.

Dyspepsie qui dure depuis dix-sept ans. Actuellement, quand il est venu me consulter, il souffrait depuis six mois, à quatre heures du matin, de douleurs stomacales pendant cinq heures.

Sept ans après le début de la dyspepsie, congestion pulmonaire qui le tient alité cinquante jours.

La crise d'estomac cesse pendant la congestion pulmonaire, et recommence la congestion pulmonaire terminée.

Rhumatisme des pieds, abcès répétés des amygdales.

OBSERVATION XXXVIII. — M_me B., trente-cinq ans.

Dyspeptique depuis dix ans. Sept ans après le commencement de la dyspepsie, elle est prise, à cinq heures et à dix heures du soir, de dyspnée qui dure deux heures ; les deux bruits du cœur sont confondus en un seul ; les silences ont disparu ; le cœur bat 180 fois par minute ; œdème des membres inférieurs.

Trois mois de traitement des centres nerveux et de la dyspepsie suffisent pour ramener le pouls à 78 pulsations, pour ramener les silences du cœur, faire cesser l'œdème, rétablir la fonction de l'estomac et du cœur.

OBSERVATION XXXIX. — M. X., cinquante et un ans. Dyspeptique depuis l'âge de quarante-six ans.

Le soir, à cinq heures, crise d'angine de poitrine pendant une heure ; douleur sous-sternale, hyperesthésie des deux bras ; le cœur présente, au premier temps et à la pointe, un bruit de râpe.

Le traitement enraya l'angine, fit disparaître le bruit de râpe et guérit l'estomac.

Le dyspeptique (OBS. XXXIII), après chaque repas, souffre de névralgies intercostales ; il ne sent pas après le repas son estomac, mais les parois costales. Quand la dyspepsie est ancienne, ce n'est plus l'estomac qui accuse des souffrances, il redevient silencieux, mais il détermine les souffrances à distance et, dans cette observation, le plexus solaire irrite les cellules médullaires qui émettent les nerfs intercostaux ; ce sont les cellules médullaires qui traduisent l'irritation du plexus.

Chez la dyspeptique (OBS. XXXIV), rhumatisme des articulations, surdité, hyperesthésie, leucorrhée. L'irritation spinale s'est étendue à une grande partie de la moelle.

Observation xxxv. — C'est l'arthrite du genou qui apparaît, lorsque la dyspepsie a duré quatre ans. L'irritation de la cellule médullaire remplace l'irritation du plexus, et l'estomac est calme pendant que l'articulation est prise ; le bourdonnement de l'oreille et l'hyperesthésie de la face se produisent.

Observation xxxvi. — Le rhumatisme de l'épaule et de la main, le bourdonnement de l'oreille, succèdent à la dyspepsie.

Il m'arrive journellement de constater le rhumatisme, les névralgies remplaçant la dyspepsie qui s'est atténuée, commençant après la dyspepsie, ou bien le repas même n'est suivi que de douleurs rhumatismales. La raison en est que le plexus solaire irrité entraîne l'irritation des cellules médullaires dont dépendent les névralgies, le rhumatisme. L'action irritante est transmise directement du plexus solaire à la cellule de la moelle ; ce n'est pas telle ou telle forme de la dyspepsie, ce n'est pas la dilatation, par exemple, de l'estomac qui entraîne le rhumatisme, ce n'est pas ce qui passe dans l'estomac, l'insuffisante digestion des aliments, comme il a été dit, ou la digestion défectueuse, qui précèdent les maladies consécutives à la dyspepsie ; c'est l'influence morbide directe du plexus sur la cellule de la moelle qui fait le rhumatisme et les névralgies.

Observation xxxvii. — Chez le dyspeptique à congestion pulmonaire, qui atténue pendant cinquante jours la dyspepsie, le mal d'estomac reprend ensuite son acuité.

Enfin, la malade (Obs. xxxviii) souffre d'angine de poitrine et d'endocardite, par suite de la dyspepsie. L'angine de poitrine, l'endocardite, disparaissent quand le mal d'estomac a cédé au traitement.

Ces faits cliniques prouvent que le plexus solaire irrité communique son irritation à la moelle, et la moelle produit les diverses maladies du poumon et du cœur, les névralgies, les rhumatismes, les bourdonnements d'oreille, en un mot, la série de maladies dues à l'irritation de la cellule médullaire.

L'irritation de la cellule des régions inférieures de la moelle a les mêmes effets sur les viscères abdominaux que la cellule des régions supérieures sur les organes thoraciques ; elle crée la maladie dans les viscères abdominaux ; elle aussi détermine toujours la dyspepsie.

Inversement, l'irritation du plexus solaire est cause d'irritation pour les parties médullaires inférieures.

De ce que l'on observe dans l'état pathologique, on peut déduire ce qui se produit dans l'état physiologique. Les deux centres, moelle et plexus solaire, composent une unité nerveuse réagissant continuellement l'un sur l'autre, entretenant leur état de santé et se rendant malades réciproquement ; l'un n'est curable qu'à le condition que le thérapeutiste ne néglige pas le deuxième.

Ces considérations montrent combien la médication de l'estomac, le régime alimentaire, sont importants dans toute maladie pulmonaire ou abdominale, et combien, dans toute dyspepsie, il importe de ne pas négliger la cellule médullaire.

CHAPITRE X

Plexus solaire irrité.

J'ai indiqué les relations morbides du plexus solaire
et de la moelle ; j'ai présenté les symptômes de la moelle
irritée et son action sur les viscères thoraciques ; je
vais, dans ce chapitre, décrire le plexus solaire en tant
qu'individualité nerveuse morbide, et son action propre
sur les viscères. La clinique me servira encore à faire
cette description.

Le plexus solaire, en tant que centre du système
sympathique, par les nerfs sympathiques qui le mettent
en rapport avec tous les viscères, régit d'abord tout le
tube digestif, unifie tout ce tube, de la bouche à l'anus ;
l'influence morbide du plexus retentit tout le long du
tube digestif, retentit dans tous les viscères abdominaux,
aussi bien que dans les viscères thoraciques ; il peut les
rendre malades par lui-même, ou bien en s'associant
la puissance morbide de la moelle.

L'irritation du plexus solaire est sentie d'abord par l'estomac ; elle se calme spontanément, après un certain temps, puis le système nerveux du gros intestin s'irrite à son tour ; ce système devient sensible par l'irritation ; celui-ci est représenté par les deux ganglions péri-ombilicaux, qui deviennent sensibles aux points que j'ai fait connaître dans mes livres précédents.

Le plexus solaire irrité fait la dyspepsie, et la variabilité des phénomènes de la dyspepsie dépend uniquement de la variabilité de l'irritation de ce plexus ; son intensité relève de l'intensité d'irritation du plexus ; toute la fonction digestive de l'estomac est liée à l'état du plexus ; celui-ci, l'estomac et l'aliment ne sont pas sentis, tant que ce centre nerveux est à l'état physiologique ; s'il s'irrite, le plexus, l'estomac et l'aliment donnent de la douleur et produisent une série de phénomènes pathologiques. L'estomac ne vaut que par son centre nerveux ; il a pour fonction d'emmagasiner tous les aliments et de n'en digérer qu'une faible partie ; le rôle essentiel de la digestion est à l'intestin grêle.

Dans la dyspepsie, l'aliment se digère, mais son séjour dans l'estomac éveille un ensemble de phénomènes morbides (douleurs, gaz, etc.).

Quand la dyspepsie a duré un certain nombre de semaines dans l'estomac, le plexus solaire se calme spontanément, je l'ai déjà dit, et les plexus intestinaux s'irritent à leur tour ; la fonction de défécation, sous la dépendance du gros intestin, se trouble ; constipation, diarrhée, hémorrhoïdes, etc., surviennent ; tous les phénomènes des centres nerveux du gros intestin succèdent à ceux de l'estomac, et le malade se tourmente plus du gros intestin que de l'estomac : il sent que la maladie a changé de siège.

Les symptômes stomacaux constituent la première période de la dyspepsie, et ceux du gros intestin correspondent à ce que j'appelle la seconde période.

Le gros intestin échappe rarement aux influences de la dyspepsie stomacale ; il n'y a pas plus de cinq dyspeptiques sur cent dont la fonction de défécation continue à être régulière.

Après les phénomènes de l'estomac et du gros intestin, surviennent ceux de la partie supérieure du tube digestif, de l'œsophage, du pharynx ; les muscles de l'œsophage perdent leur contractilité normale ; il se fait des rétrécissements spasmodiques de l'œsophage, de l'œsophagisme ; la muqueuse de l'œsophage se congestionne, le passage de l'aliment est douloureux, la déglutition est gênée et l'aliment est souvent vomi avant d'avoir passé dans l'estomac ; la même chose arrive pour le pharynx, et le solide ou le liquide sont rejetés dans le deuxième temps de la déglutition.

Œsophagisme et pharyngisme répondent à ce que j'appelle la troisième période de la dyspepsie ; accidents tardifs qui surviennent quand la maladie d'estomac est ancienne ; l'un et l'autre font souvent défaut et sont dus à l'action du plexus solaire sur la cellule de la moelle.

L'ensemble de ces faits stomacaux, intestinaux, œsophagiens, pharyngés, représente l'influence du plexus solaire irrité sur le tube digestif.

Mais l'action irritative du plexus ne se borne pas à déranger la fonction du tube digestif, à le léser ; elle va au delà du tube digestif, elle s'étend au plexus hépatique ; et le foie se congestionne, il se produit de l'ictère, des calculs hépatiques ; elle s'étend au plexus rénal, et le rein se congestionne, produit des hémorrhagies, des calculs ; elle s'étend au plexus hypogastrique. Vessie, organes génito-urinaires souffrent à la suite ; spasme vésical, catarrhe vésical, congestion de l'utérus, métrite, avortements, congestion de la prostate, des testicules, onanisme, suppression ou exagération des désirs vénériens, spermatorrhée, etc., ce sont autant de conséquences de l'irritation du plexus solaire qui envoie des communications nerveuses aux plexus de tous ces viscères.

Tous les organes de l'abdomen deviennent successivement malades par la dyspepsie, aussi bien que les organes thoraciques, soit que le centre stomacal agisse seul ou s'aide de l'irritation de la cellule médullaire. En général, le plexus solaire irrite la cellule de la moelle pour éveiller ces nombreuses maladies.

La dyspepsie est cause d'irritation de la moelle, ou encore la dyspepsie dérange, en même temps, tout le système nerveux viscéral et le système médullaire.

Il me faut insister sur cette masse de faits pathologiques ; mais je serai aussi bref que possible, pour que le lecteur puisse suivre la dyspepsie stomacale et ses conséquences multiples au point de vue du système nerveux.

I

DYSPEPSIE STOMACALE.

La dyspepsie stomacale est toujours produite, ai-je
dit, par l'irritation du plexus solaire. C'est le plexus qui
régit la fonction de l'estomac, de sa membrane musculeuse et de sa membrane muqueuse; les deux membranes essentielles de cet organe ne relèvent, au point
de vue de la contractilité du muscle stomacal, de l'état
congestif de la muqueuse, des sécrétions de ses glandes,
que de ce centre nerveux. Ce centre nerveux puise ses
impressions en lui-même, dans les cellules nerveuses
de tous les autres centres nerveux, et dans l'aliment et
la boisson que reçoit l'estomac. Tant que cette triple
source d'impressions n'est pas excessive et ne dépasse
pas le degré d'impressibilité de la cellule nerveuse du
plexus solaire, celui-ci stimule les nerfs sensitifs,
moteurs, vaso-moteurs, de manière que ces nerfs continuent de fonctionner silencieusement aussi bien que le
plexus lui-même; la fibre musculaire de l'estomac se

contracte bien, la muqueuse se congestionne sans exagération, les sécrétions glandulaires sont normales et suffisantes pour la digestion, et l'aliment est élaboré dans l'estomac sans éveiller de sensation pénible.

Dès que la cellule nerveuse du plexus solaire est irritée d'elle-même, ou par un autre centre nerveux, ou par l'aliment ou la boisson, le plexus s'irrite et la dyspepsie commence.

Le plexus solaire se fait sentir, les nerfs sensitifs de l'estomac deviennent douloureux, le muscle stomacal est pris de convulsions, la muqueuse se congestionne pathologiquement, les sécrétions glandulaires s'altèrent et l'aliment est insuffisamment brassé, ne reçoit plus les liquides digestifs dont il a besoin pour se transformer; c'est alors que le médecin doit intervenir pour donner un régime qui calme le plexus solaire. Ce n'est que par le régime que la sensibilité du plexus et des nerfs sensitifs de l'organe peut diminuer et disparaître; le muscle peut retrouver des contractions normales, la congestion pathologique de la muqueuse peut diminuer et disparaître, les sécrétions se refaire normales. En un mot, l'estomac ne dépend que de son centre nerveux.

On ne peut comprendre la dyspepsie, on ne peut faire un traitement de la dyspepsie, qu'à la condition de reconnaître au plexus solaire sa valeur fonctionnelle, de reconnaître la solidarité du centre nerveux et de l'estomac, la solidarité du centre et des membranes de l'estomac.

Vouloir localiser la dyspepsie dans l'altération de la muqueuse, dans les altérations chimiques des sécrétions, c'est ne voir qu'une partie de la maladie et non la maladie elle-même, c'est s'exposer à toutes les erreurs de thérapeutique. La dyspepsie se caractérise par les symptômes du plexus solaire, les symptômes du muscle et de la muqueuse stomacaux.

Le plexus solaire imprime son cachet à l'évolution de tous les phénomènes de l'intérieur de l'estomac et aux phénomènes déterminés directement par lui-même.

C'est avec la plus grande régularité, aux mêmes heures, c'est avec une parfaite intermittence que reviennent les symptômes du plexus et que les symptômes de l'estomac se produisent. Au début de la dyspepsie, le plexus solaire se manifeste par la crampe de l'estomac qui revient à des longs intervalles, au même jour et à la même heure du mois puis les crampes se rapprochent, recommencent tous les quinze jours, hebdomadaires, quotidiennes, et deviennent continues si le thérapeutiste n'enraie pas le mal.

Au lieu de crampe, c'est souvent la lourdeur qui est sentie, revenant de temps à autre un certain nombre d'heures après le repas, trois ou quatre heures, toujours au même moment de la journée, et dure un même temps, une heure, deux heures, jusqu'au repas suivant.

La lourdeur, à la longue, devient continue et le malade finit par sentir toujours le plexus ; il dit que son estomac est continuellement chargé le jour et la nuit, alors même qu'il ne contient aucun aliment. La lourdeur peut faire place à la brûlure, à la sensation de vide de l'estomac; cet organe est senti vide, même immédiatement après le repas.

La dyspnée, la boule ascendante, ne viennent que postérieurement et suivent la même évolution que les autres symptômes ; brûlure, dyspnée, sensation de vide, boule, peuvent devenir continues, et le malade souffre toujours.

Le traitement de la dyspepsie arrive à enrayer les malaises ; leur continuité cesse d'abord, puis ils reviennent plus intenses, pour diminuer le lendemain ; d'ordinaire, c'est deux fois par semaine, au début du traitement, qu'ils reparaissent plus violents; les crises iront en s'éloignant; hebdomadaires d'abord, elles ne seront plus senties que tous les quinze jours, puis chaque mois, etc., pour disparaître ; la marche pour la guérison est la même que celle qu'ils suivent pour se développer; leur disparition est d'autant plus lente que les phénomènes sont plus anciens. Un malade âgé de trente-quatre ans et malade depuis quinze ans souffrait de lourdeur d'estomac, et ce n'est que deux ans après le commencement du traitement que toute lourdeur a disparu. La résistance des symptômes du plexus ne dépend que de leur ancienneté ; la guérison se fait attendre, d'autant plus qu'ils sont moins récents.

C'est le plexus solaire qui détermine les symptômes stomacaux : gonflement, spasme musculaire, gaz, nausées, dilatation, régurgitation, vomissements ; l'ulcère même ne se produit que si l'irritation nerveuse est de vieille date ; il imprime à leur évolution la régularité dont jouissent les phénomènes du centre ; pour se développer et pour disparaître, ils suivent le même ordre qu'eux ; séparés d'abord par des intervalles plus ou moins longs, ils peuvent devenir incessants ; puis, dans leur régression, ils se renouvellent comme les symptômes du plexus.

Le cancer de l'estomac même est souvent provoqué par la dyspepsie ancienne, par le centre stomacal ; le cancer primitif, non précédé de dyspepsie, est infiniment plus rare que le cancer consécutif à la maladie d'estomac.

La sensation de la faim, la sensation de la soif, viennent du plexus solaire ; c'est lui qui éveille, tant qu'il est à l'état de santé, régulièrement aux mêmes heures, à la même minute de la journée, faim et soif ; s'ils ne sont pas satisfaits immédiatement, le plexus finit par s'irriter.

Dans l'irritation du plexus, l'appétit peut rester quelquefois intact et la soif peut ne pas augmenter ; mais, le plus souvent, l'une et l'autre sensation se dénaturent ; l'appétit diminue, se perd, les aliments sont pris en dégoût, la soif augmente.

Inappétence, horreur des aliments, fringales, faim insatiable, goût dépravé, signifient dyspepsie ; il en est de même de la soif vive, insatiable.

L'intensité du désordre de ces sensations est proportionnée au degré d'irritation du centre nerveux ; elle ne diminue et ne disparaît que quand le plexus se rétablit, quand la dyspepsie guérit.

Quelques observations montreront, dans la dyspepsie, le rôle du plexus solaire et de l'estomac dans la production des phénomènes complexes de la dyspepsie stomacale.

OBSERVATION XL. — Femme de vingt et un ans. Le plexus solaire et la chaîne ganglionnaire nerveuse, placée au-devant de la colonne vertébrale, sont douloureux à la pression, de la fourchette du sternum jusqu'à l'ombilic. Le plexus solaire produit deux crises la nuit seulement ; elle est régulièrement réveillée à deux heures du matin par la douleur ; elle crache quelques cuillerées de liquide stomacal, rend des gaz ; crise qui dure quinze minutes, et elle se rendort, pour être réveillée à quatre heures du matin par une deuxième crise identique à la première ; chaque nuit, depuis plusieurs mois, elle a ces crises qui troublent le sommeil.

Dans l'observation que je viens de citer, le plexus a une augmentation d'irritation deux fois chaque nuit.

OBSERVATION XLI. — M. C., trente-sept ans. Maux de tête durant toute la jeunesse ; ils cessent à vingt ans et la dyspepsie commence. Plexus sensible à la pression sur la ligne médiane de l'estomac, sous le sternum.

Il a souffert trois ans d'émission continue de gaz ; les

gaz s'arrêtent, et il a maintenant des régurgitations commençant deux heures après le repas et durant une heure.

OBSERVATION XLII. — Mme A.. trente-neuf ans. Inappétence, crise du plexus le matin, au réveil, alors que l'estomac est vide; crise douloureuse qui dure une **heure** et demie; tous les deux jours, elle vomit les aliments.

L'estomac est dilaté à 3 centimètres au-dessous de l'ombilic.

OBSERVATION XLIII. — Mme D., cinquante ans. La dyspepsie dure depuis quinze ans.

Appétit conservé, soif continue; chaque nuit, crise du plexus; elle rend, à deux heures du matin, des gaz, crache du liquide une heure et se rendort.

La crise recommence les nuits suivantes et toujours à la même heure, à la même minute.

Le jour, elle ne sent pas son estomac. L'organe est dilaté jusqu'à l'ombilic.

OBSERVATION XLIV. — M. P., cinquante-cinq ans. Dyspeptique depuis dix ans. Appétit intact, soif vive. La crise du plexus commence chaque matin à dix heures et se prolonge dix-sept heures, jusqu'à trois heures du matin; durant la crise, il rend des gaz et du liquide; il est incapable de prendre aucun aliment.

OBSERVATION XLV. — M. C., quarante-cinq ans. Le plexus solaire donne sensation de douleur continue, il est douloureux à la pression. Inappétence absolue; continuelle émission de gaz.

OBSERVATION XLVI. — Mme D., quarante et un ans. Dyspeptique dès l'enfance, fringales. Chaque jour, deux crises du plexus : le matin à onze heures, avant le repas; elle crache du liquide; la crise ne s'arrête qu'à trois heures pour reprendre, à cinq heures, pendant une heure, avec dyspnée et émission de gaz.

Ce petit nombre d'observations suffit pour faire saisir le rôle du plexus irrité; il donne des crises, que l'estomac soit plein d'aliments ou vide; il s'en fait plus souvent quand il est vide, la nuit, le matin au réveil; il n'y a donc pas une relation obligée entre les souffrances de l'organe stomacal et la présence de l'aliment, quand la dyspepsie est ancienne. La présence de l'aliment les accroît, mais elles continuent après son départ et se produisent de par l'organe malade.

Les symptômes de la dyspepsie varient parce que le degré d'irritation du plexus varie.

Elle commence, chez les enfants, dès la naissance, alors que le système nerveux est très irritable, se manifestant par la fièvre et les vomissements; elle est cause de l'athrepsie. Des intervalles plus ou moins longs séparent ses réapparitions; puis, à la longue, elle devient continue et durera tant qu'un traitement rationnel n'aura pas guéri le système nerveux, cause des misères du dyspeptique.

II

ACTION IRRITATIVE DU PLEXUS SOLAIRE SUR LA MOELLE ET LE CERVEAU.

Je n'ai, dans les observations de dyspepsie stomacale, rapporté que les faits du plexus solaire et de l'estomac lui-même. J'ai omis, à dessein, les phénomènes qui se produisent sous l'influence de la dyspepsie en dehors de l'estomac. Il me faut maintenant rapporter ceux produits par la moelle et le cerveau, à la suite de l'irritation du plexus.

J'ai montré plus haut que cette irritation amène l'irritation à la cellule de la moelle ; je montrerai plus tard que la cellule cérébrale n'échappe pas plus à l'irritation que la cellule médullaire, grâce à ce même plexus.

Rappelons rapidement les phénomènes médullaires et cérébraux des dyspeptiques dont je viens de donner l'observation.

OBSERVATION XL. — Elle a eu des maux de tête et des étourdissements qui n'ont commencé qu'à la suite de la dyspepsie.

OBSERVATION XLI. — Les maux de tête précèdent de vingt ans la dyspepsie, qui débute, et les maux de tête cessent; l'irritation du plexus remplace l'irritation de la cellule cérébrale.

OBSERVATION XLV. — La mémoire est diminuée; il se rappelle avec difficulté les mots pour exprimer sa pensée.

OBSERVATION XLIV. — Vertige à la suite de la dyspepsie et clignement des paupières.

Ces faits résument les principales manifestations de l'irritation de la cellule cérébrale : maux de tête et étourdissements, diminution de la mémoire, vertige ; elles sont consécutives; mais, si la cellule cérébrale s'irrite d'abord (OBS. XLI), la dyspepsie arrive nécessairement à la suite.

OBSERVATION XLIV. — La cellule de la moelle peut s'irriter en même temps que la cellule du cerveau ; le clignement des paupières s'ajoute au vertige.

Très souvent chez le dyspeptique, la moelle s'irrite seule.

OBSERVATION XLII. — Les muscles lombaires, les

muscles des membres inférieurs sont hyperesthésiés ; elle ne peut marcher.

OBSERVATION XLIV. — Chaque crise de l'estomac se complique d'hyperesthésie de la colonne vertébrale et de douleurs dans l'épaule droite ; enfin, chez un dernier malade, chaque crise du plexus solaire entraîne des douleurs de l'épaule gauche.

Ainsi, le plexus solaire irrité réagit directement sur la cellule du cerveau et la cellule de la moelle ; **maux de tête**, vertige, insomnie, sont dus à l'influence nerveuse du plexus solaire, comme les névralgies, les hyperesthésies, les rhumatismes.

Le centre nerveux de l'estomac troublé par l'irritation porte le trouble dans les cellules des deux centres, cerveau et moelle. Du reste, le médecin peut facilement constater cette intimité entre le plexus et le cerveau : il suffit d'exercer une pression avec le doigt sur le plexus douloureux, si son irritation est grande, pour provoquer un vertige, une angoisse ; le plexus douloureux donne même, sans pression, l'angoisse et la sensation de mort, tellement que le malade, l'irritant par la station ou la marche, ne peut plus se tenir debout, ni marcher.

Tous les médecins ont eu l'occasion de constater l'intimité du plexus solaire et de la moelle ; il leur a suffi de presser légèrement sur un plexus très sensible pour produire des contractures, des convulsions généralisée.

L'intimité des trois centres nerveux est mise en évidence par la maladie ; la cellule du plexus solaire n'est jamais souffrante, sans que les cellules des deux autres ne participent, à leur façon, à ces souffrances. L'état pathologique de la cellule nerveuse de l'estomac et les actions éloignées de cette cellule sur les autres centres nerveux nous font entrevoir ce qui se passe à l'état physiologique, alors que les centres nerveux sont silencieux.

Le cerveau et la moelle influencent continuellement le plexus solaire ; la réciproque est également vraie ; le plexus solaire adresse toujours ses impressions au cerveau et à la moelle ; l'estomac n'opère donc jamais isolément ; le plexus solaire ne peut bien fonctionner qu'à la condition que les cellules des autres centres soient consentantes ; leur intervention morbide suffit pour déranger sa fonction ; chacun sait qu'un mal de tête, un vertige, un chagrin, des névralgies, suffisent pour frapper d'impuissance le plexus solaire ; un grand chagrin contracture l'estomac, l'œsophage et empêche même l'aliment de descendre dans l'organe.

Chez un dyspeptique, le médecin doit, pour instituer son traitement, tenir compte de l'état des cellules nerveuses des centres et adresser le traitement à ces cellules aussi bien qu'au plexus solaire ; avec un vertige violent, un grand mal de tête, le dégoût des aliments, l'estomac ne peut tolérer que certains aliments dont il fera choix ; ce sont certains aliments liquides, surtout, qui seront tolérés.

L'association morbide du cerveau et du plexus est bien des fois exprimée par le malade lui-même.

Un malade âgé de quarante-huit ans, et dyspeptique depuis vingt ans, me racontait qu'à chaque repas, dès qu'il aperçoit les aliments prescrits, lait et œufs, il a un mal de tête, un spasme stomacal, des contractions des muscles lombaires, et il est incapable de prendre son repas. Pour éviter ces impressions, il est tenu de fermer les yeux, de se boucher les narines, et alors seulement il peut avaler ces aliments.

Chacun des repas ramène les mêmes phénomènes, et il est obligé même, s'il veut manger, de faire un grand effort de volonté et de raison.

Une femme de vingt-sept ans me dit qu'elle éprouve une telle peur de s'alimenter, que l'idée du repas, l'heure du repas, ramènent régulièrement des tremblements et des sueurs profuses.

Le lecteur comprendra, par ces exemples, que l'estomac n'est pas un organe isolé, agissant isolément, mais il est toujours dépendant, par son centre nerveux, des autres centres ; on ne guérit pas un dyspeptique en ne traitant que l'estomac ; toujours il faut tenir compte de l'état des autres centres nerveux.

III

DYSPEPSIE INTESTINALE.

La dyspepsie stomacale n'a qu'un faible retentissement dans l'intestin grêle ; le plexus mésentérique, qui
innerve cet intestin, bien que se continuant directement
avec le plexus solaire, n'est que légèrement impressionné
par l'irritation du plexus solaire ; la digestion de l'aliment, dont la plus grande partie se fait dans cet intestin, se continue régulièrement chez le dyspeptique, et il
utilise ses aliments comme le non-dyspeptique ; il ne
maigrit pas ; s'il en était autrement et si l'intestin grêle
souffrait, autant que l'estomac, du plexus solaire irrité,
la dyspepsie serait toujours une maladie de la plus grande
gravité, ce qui n'est point heureusement ; elle guérit si
elle est traitée. Mais on ne peut dire du gros intestin ce
que je viens de dire de l'intestin grêle ; il échappe rarement à l'influence morbide du plexus solaire ; la fonction
du gros intestin ne reste pas intacte, dans plus de 5 cas

sur 100, quand il y a dyspepsie stomacale ; la fonction d'élaboration et d'expulsion du bol fécal est donc dérangée, dans le plus grand nombre des cas de dyspepsie stomacale, et elle ne peut se rétablir que si le **plexus** solaire revient à l'état physiologique.

Il y a, entre le réservoir des aliments et le réservoir des fèces, la plus grande intimité nerveuse ; l'état du gros intestin est relié à celui de l'estomac et en dépend.

Le gros intestin a un système nerveux spécial ; **ce sont deux ganglions péri-ombilicaux**, placés à droite et à gauche de l'ombilic, fonctionnant silencieusement durant la santé de ce système, et ne se révélant à la pression du doigt que s'ils sont irrités, si cet organe est malade. Ce système nerveux régit la fonction des membranes essentielles du côlon, de sa membrane musculeuse et de sa membrane muqueuse ; grâce à ce système nerveux et à ces deux membranes, le bol fécal est régulièrement élaboré et expulsé sans aucun malaise ; l'expulsion est précédée de la sensation du besoin de défécation, qu'éveille chaque jour, à la même heure, et pour ainsi dire à la même minute, ce système nerveux ; elle recommence, chez le plus grand nombre d'individus, chaque jour, mais elle peut ne se faire que tous les deux ou trois jours, même dans la santé. J'ai observé quelques individus bien portants, qui n'avaient de selles que tous les huit jours ; ce sont des exceptions rares. Leur renouvellement quotidien, une fois par jour ou deux, ou trois fois par jour, correspond à l'intégrité fonctionnelle des centres intestinaux.

L'irritation de ces centres, d'ordinaire consécutive à celle du plexus solaire, peut être aussi primitive, et la dyspepsie stomacale ne viendra qu'ensuite, cela est moins fréquent; la dyspepsie commence d'ordinaire dans l'estomac.

L'irritation des centres se dessine par leurs symptômes propres et réagit sur les deux membranes de l'intestin, muscle et muqueuse; cette irritation est cause de l'entérite du gros intestin, comme l'irritation du plexus solaire fait la congestion de la muqueuse stomacale. Les symptômes du plexus intestinal sont la douleur limitée au ganglion nerveux intestinal, spontanée, ou provoquée par la pression, douleur qui se répand quelquefois dans les nerfs de la fosse iliaque, dans les nerfs inguinaux, dans les nerfs testiculaires; douleur intermittente d'abord, et continue à la longue; des crises de douleur, semblables aux crampes du plexus solaire, pouvant durer des heures, un ou plusieurs jours, se font sentir, si l'irritation du centre nerveux dure depuis longtemps. Au lieu de douleur, c'est la lourdeur qui est souvent perçue plus ou moins vive; ce sont des brûlures, du froid, de la dyspnée que détermine le centre nerveux. Irrité, celui-ci dérange la contraction de la fibre musculaire, l'affaiblit, la rend douloureuse, la produit, alors même qu'il n'y a pas de fèces à évacuer; il en résulte des coliques intestinales intermittentes, ou

continues, la pérégrination ralentie du bol fécal, la difficulté ou l'impossibilité de l'évacuer sans lavement.
Irrité, il trouble le fonctionnement des nerfs vaso-moteurs, aussi bien qu'il a dérangé celle des nerfs sensitifs
et moteurs; la muqueuse se congestionne, il se produit
de temps à autre un écoulement hémorrhagique, un
écoulement séreux; les sécrétions des glandes se tarissent; elles consistent en mucus qui finit par s'étaler sur
la muqueuse, et sera rejeté avec les féces; des glaires,
des pseudo-membranes les accompagneront; à la longue
même, la muqueuse s'ulcérera et évacuera du pus. Irrité,
il éteint la sensation du besoin de défécation, ou la rend
incessante, de manière à tourmenter le dyspeptique sans
relâche; les veines du rectum se dilatent; leur tissu cellulaire périphérique s'engorge; les hémorrhoïdes paraissent; toujours elles sont dues à la dyspepsie stomacale,
et non à une diathèse.

Au milieu de tous ces désordres, l'élaboration du bol
fécal est défectueuse; ce sont de petites boules, des
grumeaux qui les constituent; ces boules sont souvent
remplacées par des matières molles, par des matières
liquides, dont l'expulsion n'est pas moins pénible que
celle des boules, précédée ou suivie, un plus ou moins
grand nombre d'heures, de douleurs dues au plexus
intestinal, à la fibre musculaire qui se contracte douloureusement. Cette défécation morbide ne dépend du
plexus intestinal qu'en deuxième ligne, et en première
ligne du plexus solaire; elle durera autant que l'irrita-

tion du plexus solaire, et ne cessera que si ce dernier plexus se calme.

L'irritation du plexus intestinal cause des contractures, des fissures de l'anus.

Comment paraissent ces phénomènes des centres nerveux? A quelle heure de la journée se montrent les troubles intestinaux et tous les désordres de défécation?

Le centre nerveux intestinal, s'il est soumis à une irritation déjà ancienne, peut être douloureux continuellement ; quand l'irritation est récente, il ne devient douloureux qu'à certaines heures, s'il prépare l'évacuation fécale.

Les phénomènes du centre nerveux intestinal répondent à l'introduction de l'aliment dans l'estomac ; ce n'est plus l'estomac qui souffre du repas ; l'irritation du plexus solaire s'est atténuée spontanément, ou par le traitement, un certain nombre de semaines après le début de la dyspepsie stomacale. C'est le centre intestinal qui, trois ou quatre heures après le repas, se manifeste par la douleur, la lourdeur, la brûlure, etc., et il fait les contractions intestinales plus ou moins douloureuses, suivies ou non de selles molles, liquides, en plus ou moins grand nombre. L'intervalle entre le repas et l'éclosion des faits intestinaux diminue d'autant que l'irritation nerveuse est plus grande et, finalement, la colique intestinale, l'évacuation, commence immédiatement après le repas ou pendant le repas.

L'intestin s'est substitué à l'estomac pour exprimer

l'irritation nerveuse qui a passé du premier centre au second ; et, à mesure que la dyspepsie stomacale dure, les souffrances que donne le gros intestin grandissent, ses lésions augmentent, les hémorrhoïdes grossissent, les hémorrhagie sintestinales deviennent de plus en plus fréquentes, il se fait même parfois des chutes du rectum chez l'adulte.

La clinique démontre la pathologie du gros intestin.

OBSERVATION XLVI. — M. D., trente-quatre ans. Dyspepsie stomacale datant de deux ans.

Le repas est suivi, après deux heures, d'une sensation de lourdeur dans le plexus intestinal droit ; cette sensation de lourdeur précède l'expulsion d'une selle liquide, et dure encore une heure après l'expulsion et s'éteint.

OBSERVATION XLVII. — M. G., cinquante ans. La dyspepsie stomacale date de quinze ans.

Le plexus intestinal gauche est toujours sensible à la pression ; les fibres musculaires du gros intestin se contractent d'une façon continue, douloureusement, coliques incessantes ; cinq selles liquides par jour ; hémorrhagies intestinales se répétant deux fois par mois.

OBSERVATION XLVIII. — M. P., quarante-quatre ans. Dyspepsie stomacale durant depuis l'enfance.

Les deux plexus intestinaux toujours douloureux. Coliques dans le gros intestin une partie de la journée ; journellement, trois selles liquides.

OBSERVATION XLIX. — M. D., trente-huit ans. Dyspepsie stomacale.

Les deux plexus intestinaux sont douloureux ; l'évacuation du bol fécal laisse pendant une demi-heure des brûlures dans le canal intestinal ; chaque jour, écoulement par l'anus de mucosité et de sang.

OBSERVATION L. — M. S., soixante-cinq ans. Dyspepsie stomacale depuis l'enfance.

Plexus intestinal droit toujours sensible ; besoins incessants de défécation et cinq selles liquides par jour.

OBSERVATION LI. — Mlle S., cinquante-huit ans. Dyspeptique depuis l'enfance.

Le plexus intestinal n'est pas douloureux à la pression. Besoin incessant de défécation ; selles molles, mêlées de sang.

OBSERVATION LII. — M. L., quarante-huit ans. Dyspepsie stomacale depuis vingt ans.

Le jour où il est venu me consulter, il souffrait depuis trois jours d'une crise violente du plexus intestinal gauche ; chaque jour plusieurs selles molles.

Voilà un nombre suffisant de faits pour démontrer les relations du plexus solaire et du plexus intestinal, les rapports du plexus intestinal et des phénomènes du gros intestin.

Le plexus intestinal irrité ne dérange pas seulement la fonction du gros intestin et ne fait pas seulement ses lésions, mais il est cause également de la pérityphlite, des engorgements des ganglions qui dépendent du gros intestin, des ganglions situés sur le côté droit ou le côté gauche de la colonne vertébrale, des ganglions inguinaux. La pérityphlite ne s'observe que chez les individus qui ont une dyspepsie stomacale ancienne ; il en est de même de l'engorgement ganglionnaire sur le côté droit ou gauche de la colonne vertébrale ; celui-ci en impose souvent pour une tumeur de mauvaise nature ou un rein déplacé, et est consécutif à une constipation ou à une diarrhée ancienne.

Observation LIII. — Mme L., trente-six ans. Dyspepsie stomacale depuis dix ans.

Constipation alternant avec diarrhée ; pérityphlite.

Observation LIV. — Mlle D., trente ans. Dyspepsie stomacale depuis quinze ans. Douleur continue du plexus intestinal droit, et la douleur s'irradie dans le flanc, dans l'aine du côté droit. Selles toujours mêlées de mucosités. Tumeur ganglionnaire sur le côté droit de la colonne vertébrale.

Je pourrais citer encore un certain nombre d'observations du même genre ; toutes démontreraient les mêmes

antécédents, à la périlyphlite, à l'engorgement ganglionnaire ; l'une et l'autre ont leur origine dans les
congestions longtemps continuées de la muqueuse intestinale. C'est dans les mêmes conditions de maladie
ancienne du gros intestin que j'ai fréquemment ren-
contré le tœnia, les lombricoïdes, les oxyures ; les vers
intestinaux semblent se produire de préférence dans un
tube digestif affecté depuis de longues années de la
dyspepsie.

Dans ces faits cliniques, je n'ai indiqué que la pathologie de l'intestin lui-même ; j'ai laissé de côté, avec
intention, les désordres que détermine cet organe à distance. Le plexus intestinal irrité agit sur la cellule
cérébrale, sur la cellule de la moelle, comme le plexus
solaire ; c'est la région inférieure de la moelle qui est
surtout irritée par le plexus intestinal. Celui-ci entraîne
le vertige, le mal de tête, et quelquefois la perte de
connaissance.

Le plexus intestinal irrité porte l'irritation à la cellule de la moelle ; ainsi, le dyspeptique (Obs. l) a depuis
un an les muscles lombaires, fessiers, cruraux si douloureux qu'il ne peut rester debout immobile et qu'il
est incapable de marcher au delà de quinze minutes. Le
dyspeptique (Obs. li) a depuis trois ans un lumbago tel
qu'il ne peut rester debout, ni marcher. Le malade
(Obs. lii) ne peut ni se baisser, ni porter un objet
lourd, à cause de la fatigue des muscles du dos et des
membres.

Le retentissement du plexus intestinal dans le système musculaire des reins et des membres inférieurs est un fait commun ; lorsque le gros intestin souffre depuis un certain temps, il est cause de lumbago aigu et de lumbago chronique.

En résumé, les deux plexus intestinaux irrités se manifestent par leurs symptômes propres que j'ai indiqués et par leur action sur le gros intestin ; il en résulte la constipation d'abord, puis les alternances de la constipation et de la diarrhée, enfin la diarrhée qui subsiste seule ; la diarrhée peut être remplacée par la constipation. Les hémorrhoïdes, les fissures de l'anus, la chute du rectum, la pérityphlite, l'engorgement ganglionnaire de l'abdomen, font cortège aux désordres de la défécation ; ceux-ci se reproduisent avec une extrême régularité, comme les phénomènes de l'estomac, et ne peuvent disparaître que si l'estomac se rétablit.

Ainsi, le plexus intestinal irrité agit aussi sur la cellule du cerveau et la cellule de la moelle, comme le plexus solaire.

IV

DYSPEPSIE ŒSOPHAGIENNE.

La dyspepsie œsophagienne est la troisième phase de
la dyspepsie stomacale.

Le plexus solaire a transmis l'irritation au plexus
intestinal ; le plexus intestinal a déterminé un certain
nombre de phénomènes intenses, d'une durée plus ou
moins grande, ou même le plexus intestinal a pu ne pas
souffrir du plexus solaire.

L'irritation du plexus solaire se communiquera à la
cellule de la moelle qui émet les nerfs pneumogastriques
œsophagiens, ou qui émet les nerfs intercostaux.

Le nerf pneumogastrique œsophagien, dans ses éléments sensitifs ou moteurs, s'irritera par le plexus solaire,
et la moelle, les ganglions sympathiques qui innervent les
vaisseaux de l'œsophage et ses glandes s'irriteront ; les
nerfs intercostaux s'irritent également. Les conséquences de cette irritation seront multiples. Les nerfs sensitifs de l'œsophage, qui donnent au passage de l'aliment

à travers le tube œsophagien des sensations douces, ne donneront plus que des sensations de brûlure, de cuisson, de démangeaison, de corps étranger, de vraies douleurs; le passage de l'aliment sera rendu difficile par des sensations pénibles, ou bien elles ne s'éveilleront que plusieurs heures après le repas; au début, l'aliment traverse l'œsophage jusqu'à l'estomac sans donner aucun malaise; les divers malaises que je viens d'indiquer ne seront provoqués que par le fait de l'aliment dans un estomac malade; la cellule médullaire ne s'irrite qu'un certain temps après le repas; mais, si la maladie dure, le moment de l'irritation médullaire se rapproche de plus en plus de l'heure du repas, et peut arriver même pendant le repas. Ce n'est plus le plexus solaire qui exprime la dyspepsie stomacale; celle-ci, qui a été sentie depuis un temps déjà long, est remplacée par les sensations que détermine la moelle. A la longue, arrive la continuité des troubles sensitifs de l'œsophage, comme nous l'avons vue arriver pour l'estomac et l'intestin.

La marche des faits pathologiques de l'œsophage est la même que celle des faits de l'estomac et de l'intestin, et suit la même évolution.

Par l'irritation des nerfs moteurs œsophagiens, le muscle de l'œsophage se convulse, est sujet à des spasmes qui occupent une étendue variable du tube œsophagien, spasmes limités en un point ou occupant tout l'œsophage. Le spasme gêne le passage de l'aliment et le malade est obligé, pour faire arriver l'aliment dans l'estomac, de le faire suivre d'une grande quantité de liquide; mais il s'oppose tantôt au passage du solide, tantôt au passage du liquide ; l'un ou l'autre sont rejetés, vomis dès qu'ils sont arrivés au point où ce spasme existe, soit à la partie supérieure, moyenne ou inférieure de l'œsophage.

Le spasme paraît, comme le désordre de sensibilité, après le repas, ou, s'il est ancien, il commence dès que l'aliment arrive dans l'œsophage; quelquefois, le liquide peut encore passer alors que le solide ne passe plus, ou le fait inverse s'observe, le liquide seul est rejeté.

La fibre musculaire en proie aux spasmes depuis longtemps peut s'allonger, et il se fait des dilatations localisées où l'aliment s'accumule un certain nombre d'heures et n'est rejeté que postérieurement après avoir été ramolli. Dans ces derniers cas, le médecin a à se demander si une tumeur de l'œsophage ou une tumeur du voisinage n'est pas la cause de l'obstruction. Une sonde passée à travers l'œsophage le renseignera ; le traitement de la dyspepsie stomacale qui fera cesser les phénomènes œsophagiens sera une seconde source de renseignements.

Le spasme se complique d'ordinaire d'autres phénomènes dus à la muqueuse œsophagienne. Ses nerfs vaso-moteurs sont irrités par la cellule médullaire ; les vaisseaux de la muqueuse se dilatent, deviennent variqueux et se rompent ; il se fait des hémorrhagies œsophagiennes de temps en temps ; les sécrétions de ses glandes s'altèrent, se tarissent, puis augmentent; une grande quantité de mucus recouvre l'aliment au passage et est vomie à la suite du repas. Les désordres de la circulation, des sécrétions surviennent sous l'influence du repas ou peuvent devenir continus.

Les troubles sensitifs, moteurs, circulatoires ou sécrétoires de l'œsophage ont une seule et même origine, dépendant tous de la moelle et variant dans leur intensité avec le degré d'irritation de la cellule médullaire.

Les cellules médullaires, cause aussi de l'irritation des nerfs intercostaux, rendent les contractions des muscles intercostaux difficiles, les dérangent. Ces cellules donnent la dyspnée et portent l'irritation à la cellule cérébrale; elles déterminent indirectement l'angoisse, et même la perte de connaissance.

L'observation clinique mettra en évidence les symptômes de la dyspepsie œsophagienne, montrera l'ordre d'apparition de ces symptômes et leur variété.

OBSERVATION LV. — Fille de vingt ans, dyspeptique depuis trois ans; elle ne rend que quelques gaz après le repas; mais, au bout de deux heures, elle a, durant une demi-heure, des démangeaisons intolérables dans l'œsophage.

OBSERVATION LVI. — Femme de trente ans, dyspeptique depuis quatre ans; sent pendant deux heures, trois heures après le repas, une boule qui obstrue la partie supérieure de l'œsophage.

OBSERVATION LVII. — M. X., trente-trois ans, dyspeptique depuis dix ans, ressent, immédiatement après le repas, de la dyspnée, et a des brûlures œsophagiennes pendant une heure.

OBSERVATION LVIII. — Femme de quarante-six ans, dyspeptique depuis dix ans, éprouve, par le passage de l'aliment, une brûlure œsophagienne qui dure deux heures.

Les altérations de sensibilité œsophagienne sont donc tantôt consécutives au repas, ou concomitantes du repas (OBS. LVII).

OBSERVATION LIX. — Fille de vingt et un ans, dyspeptique depuis l'enfance, éprouve, pendant une heure après le repas, un spasme œsophagien qui va de l'estomac à la gorge.

OBSERVATION LX. — Homme de quarante-sept ans, dyspeptique depuis quinze ans, a pendant le repas des spasmes œsophagiens ; chaque semaine, il rend deux fois des crachats sanguinolents venant de l'œsophage.

OBSERVATION LXI. — Homme de soixante-six ans. La dyspepsie a commencé à l'âge de cinquante et un ans ; tout le jour, il a des brûlures de l'œsophage, des spasmes œsophagiens et il ne peut prendre un aliment solide sans le faire suivre d'une grande quantité d'eau.

OBSERVATION LXII. — Homme de cinquante-cinq ans,

dyspeptique depuis l'âge de vingt-cinq ans; ressent, une heure après le repas, de vives douleurs dans l'œsophage et d'atroces douleurs dans les nerfs intercostaux supérieurs droits et gauches ; sa poitrine est comme écrasée.

OBSERVATION LXIII. — Un malade de soixante-trois ans, dyspeptique à partir de l'âge de treize ans, souffre, immédiatement après le repas, de douleur œsophagienne, de névralgie des nerfs intercostaux droits, d'angoisse avec sensation de mort ; de temps à autre, ces crises sont suivies de perte de connaissance.

OBSERVATION LXIV. — Homme de soixante-huit ans, dyspeptique depuis trente ans, éprouve, à la vue de l'aliment du repas, un spasme du pharynx et de l'œsophage, suivi d'une expulsion de gaz et de liquide venant de l'estomac; la crise commence avec le repas et l'a empêché de s'alimenter sérieusement jusqu'à ce que le traitement de l'estomac ait eu raison de ces impressions

Ces faits démontrent les liens de la pathologie œsophagienne et de la pathologie de l'estomac. L'œsophage n'est atteint qu'à la suite de l'estomac ; le rétrécissement spasmodique, les brûlures, les douleurs de l'œsophage sont toujours une conséquence de la dyspepsie stomacale ; le médecin n'a prise sur l'œsophage qu'en guérissant l'estomac.

V

DYSPEPSIE PHARYNGÉE ET BUCCALE.

Chez le dyspeptique, le plexus solaire, continuant son action irritative, la transmet aux cellules de la moelle qui émettent les nerfs du pharynx et les nerfs de la bouche ; il en résultera les troubles fonctionnels du pharynx et de la bouche, les désordres de leurs nerfs sensitifs, moteurs et vaso-moteurs.

Les nerfs sensitifs du pharynx donneront des sensations de picotement, de brûlure, de chaleur et quelquefois des crises de douleur qui durent quelques heures. Les nerfs moteurs irrités feront le spasme des muscles constricteurs pharyngés. Les nerfs vaso-moteurs seront cause de congestion de la muqueuse, d'hypertrophie des glandes sécrétoires. Désordres de sensibilité, de motilité, congestion de la muqueuse, sécrétions glandulaires morbides, paraîtront après le repas et auront la même évolution que les phénomènes de l'estomac, de l'intestin

ou de l'œsophage. Si la moelle est la première atteinte
et devient cause de dyspepsie stomacale, les symptômes
pharyngés précèdent les symptômes stomacaux, annon-
çant la dyspepsie stomacale, qu'il faut prévoir.

Un enfant qui a une angine granuleuse avec hypertrophie des amygdales sera un dyspeptique si le mal
d'estomac n'est pas prévenu par l'hygiène.

Les symptômes pharyngés consécutifs à la dyspepsie
stomacale grandissent sans cesse, à mesure que dure le
mal d'estomac. Le passage de l'aliment devient de plus
en plus difficile ; le spasme musculaire augmente et
finalement aliments solides et liquides, arrivés dans le
pharynx, sont rejetés immédiatement. Le pharyngisme,
comme l'œsophagisme, est une conséquence tardive de
la dyspepsie stomacale.

Si le pharynx souvent échappe aux influences du
plexus solaire, on n'en peut dire autant de la bouche ;
l'enduit saburral, les altérations sécrétoires des glandes
salivaires, l'altération du goût, les lésions de la muqueuse buccale, les convulsions des muscles mastica-
teurs, la carie dentaire, sont les faits communs dépendant de la dyspepsie ; lorsque ces divers symptômes
sont prononcés, le malade n'est plus incité à s'alimenter ;
tous les aliments lui semblent mauvais, sa salive insuffisante ou de mauvaise nature ; les muscles de la langue,
les muscles des mâchoires ne font plus leur fonction
qu'imparfaitement ; il refuse l'aliment solide et
n'accepte plus que l'aliment liquide.

Symptômes du pharynx et symptômes buccaux s'exagèrent et s'aggravent avec la dyspepsie stomacale. ou bien diminuent, cessent avec la dyspepsie stomacale,

Il me faut encore citer quelques observations qui apprendront l'évolution des faits pathologiques du pharynx et de la bouche.

OBSERVATION LXV. — M. S., trente-deux ans. La dyspepsie dure depuis cinq ans. Il a une angine granuleuse avec des démangeaisons continues dans le pharynx; mais deux heures après le repas, ces démangeaisons augmentent et sont intolérables, une heure durant.

OBSERVATION LXVI. — Mlle C., vingt ans, dyspeptique depuis quatre ans; spasme du pharynx, qui commence quatre heures après le repas et se prolonge une heure.

OBSERVATION LXVII. — M. R., quarante-cinq ans, dyspeptique depuis l'âge de trente ans. Dès qu'il commence le repas, le spasme du pharynx et de l'œsophage commence, et il déglutit péniblement les aliments.

OBSERVATION LXVIII. — Mme C., quarante ans, dyspeptique à partir de vingt ans. Le pharynx est rouge, douloureux ; solides ou liquides arrivant dans le pharynx sont immédiatement vomis.

Le pharynx souffre donc du repas comme les autres parties du tube digestif ; il se manifeste par sa sensibilité, sa motilité troublées, par sa muqueuse lésée dans sa circulation, dans ses sécrétions ; la dyspepsie, qu'elle se traduise dans une partie quelconque du tube digestif, obéit toujours aux influences du centre stomacal qui ramène les phénomènes avec la plus grande régularité, un certain nombre d'heures après le repas, ou pendant le repas, ou encore précédant le repas.

Je citerai encore deux observations intéressantes au point de vue des lésions de la bouche chez le dyspeptique ; sa langue se couvre d'aphtes, de psoriasis, d'ulcérations, se fissure; les uns et les autres signifient également une dyspepsie ancienne.

OBSERVATION LXIX. — M. A., trente et un ans, dyspeptique depuis l'âge de douze ans. Langue toujours rouge, couverte d'ulcérations, fissurée en plusieurs points; il ne peut plus mâcher un aliment solide depuis plus d'un an.

OBSERVATION LXX. — Mme C., quarante-deux ans, dyspeptique depuis quinze ans, fissures de la langue. Depuis trois mois, crises de douleurs de la langue, qui reviennent régulièrement chaque nuit, à deux heures du matin, et se prolongent jusqu'à six heures ; elle est obligée de se lever la nuit et de tenir sa langue hors la bouche jusqu'à ce que la crise soit achevée. J'ai enrayé ces crises en traitant la dyspepsie stomacale, et après trois semaines ces souffrances avaient cessé.

Voilà assez d'observations pour prouver que toutes les parties du tube digestif sont tributaires du plexus solaire ; dans la santé, toutes ces parties collaborent harmoniquement à la digestion de l'aliment et à l'expulsion des résidus alimentaires ; mais, dès que la dyspepsie commence et si elle est livrée à elle-même, le plexus solaire, s'aidant des cellules médullaires, dérange successivement les diverses portions du tube digestif, et la maladie se transmet du centre aux deux extrémités de l'organe.

CHAPITRE XI

I

PLEXUS HÉPATIQUE ET NERF PNEUMOGASTRIQUE DROIT IRRITÉS.

Je viens de montrer, dans le chapitre précédent, comment le plexus solaire irrité réagit sur tout le tube digestif et lui communique la maladie. Mais le plexus solaire ne réagit pas seulement sur tout le tube digestif ; ses effets morbides vont au delà du tube digestif et sont sentis par les divers viscères de l'abdomen.

Le foie est innervé par le nerf pneumogastrique droit, par le plexus hépatique. Les branches du pneumogastrique et du plexus hépatique accompagnent la veine porte et l'artère hépatique à travers le hile du foie, les suivent jusque dans le voisinage de la cellule hépatique où elles ont pu être observées.

Le plexus hépatique continue le plexus solaire, qui lui envoie des rameaux nerveux, et est composé lui-même de ganglions nerveux qui constituent le centre nerveux hépatique. Le foie a donc son centre nerveux propre, et est sous la dépendance de la moelle et sous la dépendance du plexus solaire. L'irritation de son système nerveux peut débuter dans son centre nerveux, ce qui est plus rare; le plus souvent, l'irritation lui vient, soit par la cellule de la moelle directement; ainsi, une forte émotion lui est transmise par la cellule cérébrale et la cellule médullaire, et l'ictère se produit. L'irritation lui est communiquée directement par la présence de gravelle biliaire ou d'un calcul, ou bien encore l'irritation du plexus solaire entraîne l'irritation du plexus hépatique; 80 fois sur 100 en moyenne, la congestion du foie, l'ictère, les calculs hépatiques paraissent à la suite de la dyspepsie; l'irritation du plexus solaire peut arriver au plexus hépatique soit directement, soit par l'intermédiaire de la cellule médullaire qu'il a irritée antérieurement.

Le plexus hépatique puise donc l'irritation à des sources multiples.

La fonction du foie ne s'accomplit régulièrement qu'aussi longtemps que son système nerveux est à l'état physiologique; ce système irrité porte le trouble dans la circulation de la veine porte, de l'artère hépatique, des veines sus-hépatiques, dans les sécrétions de la cellule hépatique, dans les sécrétions des canaux biliaires et produit la congestion du foie, l'ictère et les calculs hépatiques.

L'irritation du système nerveux du foie se manifeste dans diverses régions; tantôt, elle commence par l'irritation spinale; la moelle s'hyperesthésie et les nerfs qui en émanent deviennent douloureux: nerfs intercostaux, nerfs de l'épaule, nerfs lombaires, etc ; cette irritation spinale devient cause de dyspepsie et d'irritation du plexus hépatique consécutivement, ou bien elle porte l'irritation au plexus hépatique, respectant le plexus solaire. Ces divers nerfs peuvent être tourmentés par des crises douloureuses. Ces névralgies entraînent la congestion du foie, l'ictère et les calculs hépatiques. Les crises de névralgies, si elles sont senties du côté droit, au niveau du foie, sont souvent confondues, à tort, avec des crises calculeuses ; elles existent souvent sans calculs et sans gravelle biliaire.

Le plexus hépatique qui, irrité, donne la sensation de chaleur, de brûlure, de lourdeur, tellement que le malade ne peut se coucher ni à droite ni à gauche, donne souvent lieu à des crises de douleur aussi intenses que celles du plexus solaire, identiques à celles que provoque un calcul, suivies de résorption de bile, de décoloration des fèces et de coloration ébène des urines chargées de principes biliaires. Ces crises du centre nerveux du foie se distinguent de celles du plexus solaire par leur siège à droite, loin de la ligne médiane de l'estomac ; elles ne peuvent être distinguées de la crise calculeuse que parce que l'on ne trouve pas de calcul ; ces crises, si elles sont primitives, réagissent sur le plexus solaire et sont accompagnées, comme celles du calcul, de gaz et de vomissements. Le plexus hépatique s'irrite d'ordinaire par le plexus solaire, mais un centre nerveux viscéral quelconque peut aussi l'irriter ; chez la femme, l'époque menstruelle ou bien une grossesse peuvent les ramener. La présence d'un calcul qui chemine à travers les voies biliaires fait une série de crises du plexus hépatique, tant qu'il n'est pas rentré dans la vésicule biliaire ou qu'il n'est pas arrivé dans l'intestin. Ainsi, au milieu des douleurs violentes qui surgissent au niveau du foie, le médecin doit distinguer les douleurs intercostales droites, qui sont dues à la cellule de la moelle, des douleurs du plexus hépatique même, qu'il doit différencier des douleurs du plexus solaire ; ces douleurs hépatiques s'irradient dans le système nerveux abdominal et se communiquent ordinairement au plexus solaire pour faire une dyspepsie passagère qui dure autant que la crise ; il doit enfin la distinguer de la douleur due au calcul, douleur accidentelle, passagère aussi, tandis que les crises du plexus hépatique sans calculs se prolongent aussi longtemps que le système nerveux n'est pas calmé.

Quelle que soit la nature des crises, toutes ont même effet sur le foie : elles le congestionnent plus ou moins, font l'ictère et les calculs.

La grande irritation du plexus hépatique par un calcul qui ne peut avancer aggrave l'irritation spinale, peut être suivie de contracture musculaire et de convulsions généralisées.

L'irritation du plexus hépatique réagit toujours sur la cellule cérébrale et produit la tristesse, l'angoisse et quelquefois entraîne la perte de connaissance. Les lésions du foie dues au système nerveux sont passagères, guérissent si l'estomac guérit ; toutefois, le séjour prolongé d'un calcul peut altérer gravement sa structure ; les cas d'altération de l'organe par le calcul sont peu fréquents.

Quelques observations cliniques serviront à élucider ces données pathologiques.

Observation LXXI. — Mme L., quarante-sept ans, dyspeptique depuis quinze ans. L'irritation spinale est sentie d'abord durant deux ans ; elle a souffert de la colonne vertébrale cervicale, de crises des nerfs de l'épaule, des nerfs intercostaux, des nerfs lombaires. Depuis trois ans, l'irritation spinale s'est calmée et est remplacée par des crises du plexus hépatique, qui se renouvellent journellement pendant trois heures. Foie congestionné ; jamais elle n'a rendu de calculs ; elle a passé deux saisons à Vichy sans améliorer son état.

Les phénomènes se produisent inversement dans le cas suivant.

Observation LXXII. — Mme C., cinquante-sept ans,

dyspeptique depuis trente-cinq ans. Crises du plexus hépatique sans calculs ; elle fait une cure à Carlsbad, et, à la suite de la cure, les crises du plexus cessent, des crises des nerfs intercostaux gauches commencent ; foie dépassant les fausses côtes de 15 centimètres.

OBSERVATION LXXIII. — M. A., soixante-six ans, dyspeptique depuis vingt ans. Crises du plexus hépatique depuis onze ans, de trente-six heures de durée ; en 1879, elles sont senties douze heures ; en 1882, de sept à huit heures ; il en est de même en 1886 et 1889. Le foie est volumineux, jamais il n'a rendu de calculs.

Voici d'autres observations où la crise est motivée par le calcul.

OBSERVATION LXXIV. — Mme R., vingt-six ans, dyspeptique depuis quatre ans. Chaque semaine, trois crises du plexus hépatique, qui se terminent par une expulsion de calculs.

OBSERVATION LXXV. — M. M., cinquante-trois ans, dyspeptique depuis quinze ans. Crises du plexus hépatique durant dix heures ; il a rendu un grand nombre de calculs ; il a fait dix saisons à Vals, Vichy, Carlsbad.

La crise des nerfs intercostaux se présente dans l'observation suivante.

OBSERVATION LXXVI. — Mme R., vingt-sept ans, dyspeptique depuis l'âge de quinze ans. Chaque jour, elle souffre deux heures de crise des septième, huitième et neuvième nerfs intercostaux ; ces crises cessent deux ans et recommencent ; foie très congestionné ; elle a eu deux fois la jaunisse.

Chez tous ces malades, la dyspepsie est le préambule des crises, et elle dure depuis longtemps, avant que ne commence la crise intercostale ou hépatique ; elle passe successivement du plexus hépatique aux nerfs intercostaux ou, inversement, des nerfs intercostaux au centre hépatique ; d'ordinaire, elles amènent la teinte sub-ictérique et la décoloration des fèces, la coloration jaune des urines ; mais, dans un certain nombre de cas, la matière fécale urinaire n'est pas modifiée et le teint ne jaunit pas. Souvent, il est très difficile de savoir si l'on a à faire à une complication de calculs, ou si la crise est venue par influence nerveuse seulement.

II

PLEXUS NERVEUX RÉNAL.

Le plexus nerveux rénal est composé par des rameaux
nerveux que lui envoie le plexus solaire ; il est, pour
ainsi dire, la continuation du plexus solaire, et, de plus,
il reçoit le petit splanchnique ; ses ganglions nerveux
sont donc incités continuellement par le plexus solaire
et les autres parties du grand sympathique ; il ne se
passe pas un fait physiologique ou pathologique dans
l'estomac qui ne retentisse dans le système nerveux
rénal ; celui-ci reçoit aussi les impressions de la cellule
médullaire, cérébrale et des autres plexus viscéraux.

Les rameaux du plexus rénal accompagnent l'artère
rénale, font contracter les fibres musculaires de l'artère,
règlent sa circulation et entretiennent l'activité fonctionnelle de la cellule des tubuli, qui est chargée d'éliminer l'urine; cette élimination emporte hors l'économie
la presque totalité des matières azotées des aliments qui

ont été utilisées par l'organisme, la plus grande partie des substances salines qui étaient combinées avec les aliments; l'ensemble de ces matières, toutes dissoutes dans l'eau, représente la composition de l'urine.

Dans l'état de santé du plexus rénal, la composition de l'urine ne varie pas ; 1,000 grammes renferment 940 grammes d'eau et 60 grammes de matières solides; la matière solide est composée de 28 grammes d'urée, de 80 centigrammes à 1 gramme d'acide urique, de créatine, de créatinine, etc. ; les rapports de ces quantités sont toujours les mêmes. Elles sortent du rein, passent dans la vessie et sont expulsées; l'urine sort claire, limpide. Le tableau change aussitôt que le plexus rénal s'irrite ; il puise son irritation le plus souvent dans le plexus solaire; mais il peut s'irriter par une émotion, par la fatigue physique, etc.

Il n'est pas de cas d'indigestion qui ne soit immédiatement senti par le plexus rénal.

Lorsque la dyspepsie stomacale a duré et s'est transmise à l'intestin ou à l'œsophage, et que ces différents organes se sont calmés, le plexus du rein entre en jeu, et son irritation succède à celle des autres plexus, à l'irritation du solaire, du plexus intestinal, du plexus hépatique.

Les caractères de son irritation sont les mêmes que ceux des autres centres nerveux irrités : chaleur, brûlure, lourdeur, douleur, crise de douleur ; son irritation peut se communiquer aux cellules de la moelle, et alors la sensibilité du plexus rénal se complique de la sensibilité des muscles lombaires, fessiers, des muscles cruraux, de névralgies de l'aine, de la vessie et des organes génitaux.

L'irritation du plexus rénal se traduit, dans le rein, par la congestion rénale, des hémorrhagies rénales, par la congestion des calices, du bassinet et de l'uretère et par la congestion de leur muqueuse; le mucus se sécrète en excès; l'urine filtre alors difficilement à travers cet organe excité; ses principes azotés, peu solubles dans l'eau, comme l'acide urique, se précipitent, avec la plus grande facilité dans le rein, dans les calices et l'urine sort chargée d'urates précipités; les urates précipités dans le rein éveillent de la douleur, des coliques néphrétiques qui durent tant qu'ils ne sont pas éliminés; des calculs se forment plus ou moins volumineux, composés de principes divers, le plus souvent d'urates; mais des oxalates, des phosphates se rencontrent aussi dans ces dépôts.

Que l'irritation du plexus rénal se prolonge, la muqueuse des calices, des bassinets, de l'uretère peut s'enflammer et il se fera même des suppurations quelquefois.

Dans les cas de dyspepsie ancienne, les urines sont toujours chargées de mucus, de précipités salins; elles ne s'éclaircissent, ne redeviennent transparentes que lorsque guérit la dyspepsie stomacale. Ainsi, l'excrétion urinaire dépend de l'estomac; l'aliment dans l'estomac agit sur le rein, non par sa composition chimique, mais par son influence sur le plexus solaire; ce sont des actions nerveuses qui se transmettent. Un individu a de la gravelle, non parce qu'il mange beaucoup de viande ou qu'il abuse du vin, mais il devient graveleux parce que la viande et le vin sont par excellence une cause d'irritation du plexus solaire.

Observation LXXVII. — M. K., quarante ans, dyspeptique depuis vingt ans; il a des émissions de gaz qui durent trois jours de suite. Depuis quinze ans, il a de la gravelle, des douleurs lombaires et des douleurs sur la partie supérieure des cuisses.

Observation LXXVIII. — M. L., cinquante et un ans, estomac dilaté à 5 centimètres au-dessous de l'ombilic; crampes d'estomac; chaque crampe est suivie d'une abondante émission de gravelle; l'urine est toujours chargée de gravelles uratiques. Il souffre de douleurs lombaires, de douleurs des nerfs inguinaux.

Observation LXXIX. — M. C., quarante-cinq ans, dyspepsie qui date de dix ans; diarrhées fréquentes. Les coliques néphrétiques se répètent tous les deux mois, depuis deux ou trois ans.

Ce petit nombre est suffisant pour montrer les relations des organes, estomac et reins.

Le plexus rénal peut bien s'irriter le premier et le

plexus solaire à la suite, cela est bien plus rare ; généralement, l'individu qui a des coliques néphrétiques, de la gravelle, des douleurs lombaires, est un dyspeptique et un dyspeptique de vieille date.

III

PLEXUS NERVEUX HYPOGASTRIQUE.

Le plexus nerveux hypogastrique est le plus grand centre nerveux viscéral de l'abdomen après le plexus solaire.

Composé de nombreux ganglions nerveux, il fournit les nerfs sensitifs, moteurs, vaso-moteurs à la vessie, aux organes génitaux et à l'extrémité du gros intestin ; il continue le plexus solaire par l'intermédiaire des plexus mésentériques et lombo-aortiques.

La clinique peut seule faire comprendre le fonctionnement de ce plexus ; elle nous apprend qu'il régit simultanément la fonction vésicale, génitale et qu'il participe, avec les plexus intestinaux, au fonctionnement du gros intestin.

Il innerve le muscle et la muqueuse de la vessie ; membrane musculaire et muqueuse reçoivent de ce centre leurs diverses espèces de nerfs ; il entretient la sensibilité normale de la vessie, la contraction de ses fibres musculaires, la circulation des vaisseaux du muscle et de la muqueuse, la sécrétion glandulaire de la muqueuse. C'est le réservoir vésical qui reçoit l'urine du rein, et, quand ce réservoir est chargé de liquide urinaire, c'est le plexus hypogastrique qui envoie une impression à la cellule cérébrale; la sensation du besoin est éveillée et l'individu répond à cette sensation en renvoyant une impression à la moelle et au plexus hypogastrique, qui feront contracter les fibres musculaires de la vessie pour expulser l'urine. Lorsque la vessie sera de nouveau chargée, le plexus hypogastrique renouvellera son impression vers le cerveau et l'individu intervient de nouveau pour l'évacuation; telle est la fonction du plexus hypogastrique; il est chargé, grâce à ses nerfs sensitifs, moteurs, vaso-moteurs, de faire appel un certain nombre de fois par jour à la sensation du besoin d'évacuation vésicale et d'accomplir l'évacuation de la vessie.

Le même plexus hypogastrique adresse aux organes génitaux de l'homme : testicules, prostate, vésicules séminales et verge, leurs nerfs sensitifs, moteurs, vaso-moteurs; un même système nerveux les associe pour la fonction génitale; la sensibilité musculaire, les sécrétions multiples du testicule, de la prostate, des vésicules, de la verge ont leur origine simultanément dans la stimulation de ce centre et contribuent à projeter dehors le liquide spermatique; son excitation commence à une certaine période de la vie, dite la puberté, et se continue un certain nombre d'années pour la reproduction de l'espèce ; elle recommence avec intermittence et régularité ; l'éveil de ce centre nerveux intermittent et régulier s'accompagne aussi de l'éveil de la sensation du désir génital auquel l'homme répond en renvoyant une stimulation au plexus hypogastrique, et alors celui-ci met en jeu tout le système génital.

Chez la femme, c'est à la période de la puberté que le plexus hypogastrique commence à s'inciter, à s'éveiller et il adresse ses incitations aux divers nerfs qu'il envoie à l'ovaire, à la trompe, à l'utérus, au vagin ; la circulation de ces organes, leur système musculaire, se développent, leurs sécrétions commencent à se faire et l'ovule apparaît dans l'ovaire ; la chute de l'ovule dans la trompe et dans l'utérus suivra la première incitation physiologique du plexus ; cette première chute est accompagnée de la desquamation épithéliale de l'utérus et de la perte d'une certaine quantité de sang, 250 grammes en moyenne ; ce sang représente la première menstruation ; elle recommencera régulièrement chaque mois et le même jour du mois, par le retour de la stimulation périodique du centre nerveux, tant que le plexus hypogastrique sera dans son état physiologique ; cette stimulation régulière, intermittente, dure une certaine période de la vie, jusque vers cinquante ans, pour fournir l'ovule aux spermatozoïdes, puis le plexus hypogastrique rentre dans le repos ; alors le temps de la procréation est passé ; celui-ci est plus long pour l'homme que pour la femme, et dure jusqu'à cinquante-cinq ans en moyenne, ou soixante ans.

Le plexus hypogastrique est le véritable centre génital dans les deux sexes, le centre qui fait appel à l'instinct génital, instinct qui sommeille jusqu'à l'époque de la puberté, et rentre dans le sommeil cette époque passée.

Le même centre nerveux, par ses rameaux nerveux intestinaux, concourt à l'élaboration et à l'expulsion du bol fécal.

Le rôle du plexus hypogastrique est donc complexe: il anime la vessie, les organes génitaux et une partie du tube digestif.

Il ne se présente à l'observation du médecin que quand il est irrité, et alors seulement il devient sensible à la pression du doigt, il est senti par le malade et dérange la fonction de la vessie, des organes génitaux, la fonction du gros intestin; il amène des lésions dans ces divers organes.

Je vais analyser successivement les symptômes du plexus, les troubles fonctionnels des organes et les désordres anatomiques que détermine l'irritation du centre nerveux dans les organes, ainsi que les maladies dues à l'irritation.

1° Symptômes du plexus hypogastrique irrité.

Le plexus hypogastrique irrité donne les mêmes sensations que les autres centres viscéraux : chaleur, brûlure, lourdeur, douleur et crises de douleur plus ou moins vives, plus ou moins prolongées. Irrité, il est senti par la pression du doigt sur la ligne médiane de l'abdomen, à 6 centimètres au-dessous de l'ombilic ; il fait souvent l'hyperesthésie de la peau et des muscles de la partie inférieure de l'abdomen.

2° Symptômes vésicaux dus au plexus irrité.

Il porte l'irritation dans les nerfs sensitifs, moteurs et vaso-moteurs des muscles et de la muqueuse de la vessie ; la vessie est brûlante, donne des démangeaisons, donne sensation de lourdeur, de pesanteur, de corps étranger, de pierre, et, si le médecin, ne connaissant pas les symptômes, cherche à introduire une sonde dans la vessie pour s'éclairer, il aggrave ces divers phénomènes parce qu'il augmente l'irritation du plexus en faisant pénétrer un corps étranger.

Le nerf moteur irrité fait des spasmes incessants et l'urine s'écoule goutte à goutte, douloureusement. Le muscle vésical n'arrive plus à expulser toute l'urine ; elle s'écoule même involontairement.

Les nerfs vaso-moteurs des vaisseaux de la muqueuse,

des glandes de la muqueuse font la congestion de la muqueuse, augmentent les sécrétions glandulaires; il se fait, en un mot, un catarrhe de la vessie.

Ainsi, l'irritation du plexus nerveux se caractérise par les phénomènes du centre nerveux d'abord et son retentissement dans la vessie; elle donne à chaque instant la sensation du besoin d'évacuation, alors que la vessie ne contient même pas d'urine, ou bien elle l'éteint complètement.

Elle se transmet, surtout si elle est intense, à la cellule de la moelle et les douleurs des muscles lombaires, fessiers, cruraux, s'ajoutent aux douleurs vésicales. Les causes de l'irritation sont multiples: elle peut naître sur place, par l'uréthrite, entraînant un catarrhe de la vessie, par une prostatite ; mais le plus ordinairement elle est consécutive à la dyspepsie. Un certain temps après le début de la dyspepsie et quand les autres centres nerveux, hépatique, rénal, ont subi les influences du plexus solaire, le plexus hypogastrique s'irrite à son tour et les accidents vésicaux que j'ai décrits commencent ; le dyspeptique urine à chaque instant, se lève la nuit un certain nombre de fois, pressé par le besoin d'évacuation; tantôt, il urine abondamment, tantôt l'urine n'est rendue qu'en faible quantité. Le catarrhe de la vessie est très fréquemment dû à la dyspepsie. J'observe ces faits vésicaux aussi bien chez l'homme jeune que chez le vieillard, et on ne guérit la vessie qu'à la condition de guérir l'estomac ; j'ai guéri le catarrhe de la vessie chez un homme de trente-quatre ans, catarrhe qui durait depuis quatre ans ; l'estomac était dilaté jusqu'à l'ombilic ; le mucus disparut des urines après plusieurs mois de traitement de l'estomac. J'ai observé la cessation du catarrhe chez une femme de cinquante ans, dyspeptique depuis dix ans ; le catarrhe ne cessa que par la guérison de l'estomac.

3° *Symptômes des organes génitaux.*

Le plexus hypogastrique irrité donne les symptômes locaux que j'ai indiqués plus haut ; il me faut faire une revue des principaux phénomènes de ce centre chez l'homme et la femme, et son action sur les organes génitaux de l'un et l'autre sexe.

Chargé d'évoquer dans l'esprit le désir génital, alors qu'il a fait la sécrétion spermatique, il ne peut plus l'évoquer, s'il est irrité, régulièrement, d'une façon intermittente ; irrité, il stimule le cerveau chez le jeune enfant qui n'a pas de sperme, et celui-ci se livre à l'onanisme ; irrité, il est cause de l'onanisme chez l'adulte lui-même, qui a du sperme ; enfin, chez le vieillard qui a terminé la période de procréation, il réveille le désir génital sans cesse, sans raison ; le vieillard a une boulimie génitale, comme le dyspeptique, par l'irritation du plexus solaire, a une boulimie stomacale.

Le plexus hypogastrique irrité fait naître le désir génital, le ramène sans cesse et, si le vieillard obéit aux faux appels du centre, il augmente son irritation, compromet son système nerveux et achève de détruire sa santé.

Tantôt, le centre génital irrité exagère le désir génital; tantôt, il l'éteint, même chez de très jeunes gens, à vingt et vingt-deux ans.

Le centre hypogastrique irrité porte l'irritation aux nerfs sensitifs des organes génitaux ; testicules, prostate, vésicules et verge deviennent sensibles, douloureux; elle porte l'irritation aux vaso-moteurs de ces organes; prostate et vésicules séminales sécrètent alors leur liquide en dehors de l'acte génital et rejettent leur contenu avec les fèces; c'est la spermatorrhée qui paraît, la sécrétion testiculaire devient vicieuse, augmentée ou diminuée; le spermatozoïde qui l'accompagne n'a pas de vitalité, est déformé, ou bien est absent de la sécrétion.

A la faveur de tous les troubles nerveux, les érections s'affaiblissent, se suppriment ou s'exagèrent, durent des heures et font souffrir le malade ; l'urèthre est pris de catarrhe.

Tous ces désordres sont dus à l'irritation du plexus, et ne cessent que si l'irritation cesse.

Chez la femme, l'irritation du plexus hypogastrique est bien plus commune que chez l'homme; les mêmes symptômes la dessinent localement et elle a les mêmes effets au point de vue du réveil du désir génital que chez l'homme. Cette irritation est produite le plus souvent par l'établissement des règles ; chez la jeune fille, elle est extrêmement commune ; si elle n'existe pas avant le mariage, le mariage en devient souvent cause ; la grossesse, dans la plupart des cas, la produit ; enfin, si la femme a échappé à l'irritation, elle peut encore survenir à la ménopause ; cela nous apprend combien la femme est exposée à l'irritation de ce centre nerveux ; c'est lui qui amène le plus grand nombre de maladies chez la femme, de la puberté à la ménopause ; le médecin peut les enrayer.

Au moment de la formation des règles, les douleurs, les coliques abdominales ne sont d'ordinaire que l'irritation du plexus hypogastrique ; celle-ci fait l'ovaire, la trompe, l'utérus, le vagin, douloureux, les hyperesthésie ; elle congestionne ces divers organes, compromet l'ovule qui fait défaut ou est peu viable ; elle exagère les sécrétions de ces viscères, fait le catarrhe utérin, la métrite, la vaginite et souvent la contracture vaginale.

Quand ces désordres existent, les règles ne viennent pas ; l'irritation du plexus les arrête, ou, si elles viennent, c'est un sang pâle, avec ou sans caillots, peu abondant, qui est déversé ; ou bien les règles amènent une quantité excessive de sang, reparaissent trop souvent, ou encore elles restent absentes des mois, des années.

Si une grossesse survient, le plexus irrite les nerfs moteurs des organes génitaux, les nerfs vaso-moteurs et l'œuf se détache facilement, entraîné par des hémorrhagies et des fausses couches successives, qui recommenceront tant que dure l'irritation ; enfin, que la grossesse s'achève, l'ovule né dans de mauvaises conditions donnera des enfants chétifs, non aptes à vivre. Règles ou grossesses ne se feront bien que si le plexus est à l'état physiologique ; c'est lui qui assure une bonne formation menstruelle, des grossesses heureuses et une forte progéniture. Cela est vrai pour l'homme et pour la femme ; la femme et l'homme, dans leur fonction génitale, dépendent de leur plexus hypogastrique ; ils en dépendent pour la procréation et la vitalité de la progéniture ; hommes et femmes dont le plexus hypogastrique est irrité engendrent des enfants maladifs qui vivent peu, ou bien ils sont stériles.

Les observations cliniques démontrent l'influence du plexus hypogastrique irrité sur la progéniture. J'ai réuni les observations de 785 individus, hommes et femmes, en nombre égal ; tous avaient le centre nerveux hypogastrique irrité, et voici ce que j'ai constaté : un cinquième, parmi les 785, n'ont jamais eu d'enfants. Sur 392 femmes qui font partie de cette statistique, un quart ont eu, à un, à deux ou trois mois, deux ou trois fausses couches et n'ont jamais eu d'enfants venant à terme ; bon nombre, parmi celles qui ont eu des enfants, les ont perdus à deux, trois, six ans par des maladies diverses : méningite, croup, tuberculose.

La femme d'un médecin, dyspeptique, mal menstruée, me racontait qu'elle a fait deux fausses couches à un et quatre mois, et qu'elle a mis au monde deux enfants ; mais ces deux derniers sont morts, le premier à deux ans, de méningite, et le deuxième à six ans, du croup.

Ces faits sont des plus communs, se rencontrent journellement. L'homme et la femme n'ont de progéniture que si le centre nerveux génital n'est pas troublé ; ce n'est qu'à cette condition que la femme est à l'abri de la plupart des maladies ; chez la jeune fille, le plexus hypogastrique irrité fait la dyspepsie, les névralgies. les maux de tête, les grandes névroses ; c'est une transmission continue de l'irritation d'un centre nerveux aux autres centres qui s'opère ; chez la jeune fille, l'irritation du plexus hypogastrique est tantôt amenée par les maux de tête et la dyspepsie qui précèdent la menstruation, ou bien elle se fait sur place directement à la puberté, quand les règles commencent, et c'est elle qui prépare l'avenir pathologique de la jeune fille devenue femme et déterminera dyspepsie, désordres nerveux de tout genre, névroses.

Les médecins se sont préoccupés, à juste titre, des causes de la dépopulation ; les chiffres que j'ai donnés plus haut fournissent une des raisons principales de la diminution de la progéniture ; ce sont les centres nerveux abdominaux excités qui s'opposent à la procréation ou produisent la faiblesse des enfants. Le système nerveux abdominal donne à la fonction génitale toute sa vigueur ou, si ce système est malade, la fonction est compromise.

Les observations cliniques montreront au lecteur comment le plexus hypogastrique irrité réagit sur la vessie et sur les organes génitaux.

1° *Vessie.*

OBSERVATION LXXX. — M. L., vingt-deux ans, dyspeptique depuis cinq ans; estomac dilaté jusqu'à l'ombilic. Vessie lourde et sensation de corps étranger dans la vessie; sensations répétées du besoin de défécation. Douleurs des muscles lombaires.

OBSERVATION LXXXI. — M. P., trente-cinq ans. La dyspepsie stomacale dure depuis vingt ans. Il a souffert de coliques néphrétiques à l'âge de dix-neuf ans. Actuellement, le plexus hypogastrique est douloureux à la pression, les nerfs inguinaux sont douloureux, la vessie est pesante; incontinence d'urine.

OBSERVATION LXXXII. — M. J., trente-sept ans, dyspeptique depuis dix ans. Plexus hypogastrique douloureux, brûlures intenses dans le canal de l'urèthre à chaque émission d'urine; la nuit, il se lève huit fois pour évacuer l'urine.

OBSERVATION LXXXIII. — Mme U., trente-cinq ans, dys-

peptique depuis six ans. Centre hypogastrique sensible
à la pression. Brûlure et douleur dans la vessie ; la mix-
tion est douloureuse et recommence toutes les dix
minutes.

C'est la dyspepsie qui précède, dans ces divers cas,
l'irritation hypogastrique ; c'est elle qui la cause, et alors
paraissent la lourdeur, la sensation de corps étranger,
la brûlure de la vessie, la brûlure du canal ; tantôt il y
a incontinence d'urine (Obs. LXXXI) ou l'urination se
répète continuellement (Obs. LXXXIII) ; la sensation de
besoin de défécation, sensation incessante, se produit également. Je donne des soins à une dame de quarante-cinq
ans, qui, malade de l'estomac depuis six ans, a un catarrhe de la vessie ; les besoins d'expulsion de l'urine, d'expulsion des fèces se renouvellent constamment, quarante
ou cinquante fois dans la journée et la nuit.

2° Organes génitaux de l'homme.

OBSERVATION LXXXIV. — M. J., quarante-quatre ans, dyspepsie qui dure depuis plusieurs années ; l'irritation du
plexus hypogastrique n'est venue que postérieurement ; à
l'âge de trente-six ans ont commencé les érections douloureuses ; il est réveillé chaque matin, depuis trois ans,
à quatre heures, par des érections qui durent trois et quatre heures. Il n'a plus, depuis longtemps, ni désirs vénériens ni sécrétion spermatique.

Observation LXXXV. — M. P., trente-deux ans, dyspeptique dès l'âge de vingt ans. Trois ans après le début de la maladie d'estomac, a commencé la spermatorrhée, qui durait encore quand il est venu me consulter la première fois ; la perte spermatique se faisait avec la défécation, ou bien elle se faisait non accompagnée de fèces.

Observation LXXXVI. — M. R., quarante-sept ans, dyspepsie ancienne. Plexus hypogastrique douloureux à la pression, sensibilité excessive des testicules, du canal uréthral. Depuis plus de vingt ans, il n'a pas de désir vénérien et les érections sont très affaiblies.

Voilà assez de faits pour faire voir comment les organes génitaux de l'homme souffrent de l'irritation du plexus hypogastrique ; c'est encore la dyspepsie qui vient avant les accidents génitaux et en est cause. Ce n'est que par le traitement du plexus solaire que le centre génital se calme ; toute intervention directe, toute médication appliquée directement aux organes génitaux reste impuissante.

3° *Organes génitaux de la femme.*

Observation LXXXVII. — Mlle M., dix-sept ans, dyspeptique, crampes d'estomac, gaz et vomissements fréquents. Plexus hypogastrique douloureux ; les règles ont commencé à treize ans ; chaque époque est précédée de douze heures de coliques abdominales dues à l'irritation du

plexus ; elles cessent pendant deux ans, puis elles reviennent à quinze ans, tous les trois mois.

OBSERVATION LXXXVIII. — Mlle J., vingt ans. La dyspepsie dure depuis cinq ans. Plexus hypogastrique sensible, les règles ne consistent qu'en un mucus blanchâ-
tre à peine teinté de sang.

OSERVATION LXXXIX. — Mme S., quarante-six ans, dyspeptique depuis vingt ans. Chaque époque menstruelle,
depuis six ans, est suivie d'hémorrhagie abondante ;
métrite.

OBSERVATION XC. — Mme G., cinquante ans. Estomac
dilaté à 6 centimètres au-dessous de l'ombilic ; émission
continue de gaz. Plexus sensible. Les règles commencent à treize ans, s'arrêtent de temps en temps six ou
sept mois et s'arrêtent tout à fait à trente-quatre ans.
Elle souffre de telles douleurs lombaires qu'elle ne peut
rester debout.

OBSERVATION XCI. — Mme C., trente-quatre ans, dyspeptique. Vomissements quinze jours de suite tous les
deux mois. Elle a fait cinq fausses couches et n'a pas
eu d'enfants.

OBSERVATION XCII. — Mme X., cinquante-quatre ans.
Plexus solaire douloureux. Nausées continuelles.

Arthralgie des deux genoux. Elle a fait trois fausses couches ; ses deux enfants sont morts à quatre et cinq ans.

En résumé, les accidents menstruels, les accidents de la procréation relèvent toujours de l'irritation du plexus hypogastrique ; cette irritation est constamment consécutive à l'irritation du plexus solaire. Chez la femme comme chez l'homme, les désordres fonctionnels des organes génitaux, leurs lésions, sont provoqués par la dyspepsie.

C'est le centre nerveux de l'estomac qui fait les diverses affections du foie, du rein ; de même il produit les affections de la vessie et des organes génitaux. L'organe récepteur de l'aliment influence tous les viscères de l'abdomen, ceux-ci ne restent en santé qu'autant que l'estomac les laisse en repos ; c'est par son centre nerveux qu'il communique la maladie à leurs divers centres nerveux et à chacun des viscères successivement ; ce n'est pas l'aliment qui fait la maladie, mais c'est lui qui transmet, aussi bien que la boisson, l'irritation au plexus solaire et celle-ci se propage aux autres centres nerveux. J'ai suffisamment démontré, par l'observation, l'enchaînement de ces faits pathologiques. J'ai, depuis des années, vérifié la justesse de ces principes de pathogénie en les appliquant au traitement des maladies. Cependant, je dois ajouter ce que j'ai déjà dit : que le plexus hypogastrique peut s'irriter le premier par le fait de la fonction nouvelle qui s'établit, la menstruation ;

la dyspepsie ne viendra qu'ensuite ; elle ne fait jamais défaut ; de même, la grossesse qui peut commencer l'irritation du plexus hypogastrique amènera toujours la dyspepsie, la femme enceinte devient presque fatalement une dyspeptique ; bien peu d'entre les femmes grosses échappent à l'affection stomacale ; les goûts pervertis, les caprices de l'appétit, les gaz, les vomissements qui débutent avec la grossesse, indiquent l'action du plexus hypogastrique sur le plexus solaire.

Si l'irritation du centre nerveux génital ne commence qu'à la ménopause, c'est à la ménopause que commencera la dyspepsie.

On peut empêcher la dyspepsie de paraître si l'hygiène du malade est surveillée et alors on évitera à la femme toute la série de maladies qui est due à l'irritation du centre hypogastrique.

CHAPITRE XII

Synthèse pathogénique de la moelle
et des centres nerveux viscéraux.

J'ai montré par la clinique, la genèse des maladies évoquées par la cellule de la moelle irritée et par la cellule du centre nerveux viscéral irritée.

L'un ou l'autre de ces centres nerveux, moelle ou centre nerveux viscéral, peut s'irriter le premier. Le plus souvent, la moelle détermine, la première, l'évolution pathologique parce qu'elle s'irrite dans des cas multiples : refroidissement, excès de travaux physiques, etc.

L'irritation parcourt la série de ses champs cellulaires, cellules des organes des sens, cellules des nerfs sensitifs, moteurs et vaso-moteurs, parce que cette irritation est essentiellement mobile et se déplace avec la plus grande facilité.

Désordres fonctionnels des organes des sens, lésions de ces organes dérivent de cette irritation ; celle-ci fait

les névralgies des diverses espèces de nerfs, le rhumatisme dans ses diverses formes, aigu ou subaigu, pas-
sager ou chronique.

Ces désordres sont tous proportionnés au degré d'irritation de la cellule médullaire.

Cette irritation fait aussi la fièvre, c'est-à-dire l'exagération des combustions organiques, et la fièvre cesse
avec l'irritation cellulaire.

L'irritation des cellules de la moelle se transmet souvent aux cellules des centres nerveux du grand sympathique; les affections du nez, du pharynx, des organes
thoraciques, abdominaux en résultent. Ainsi, les cellules de la moelle réagissent sur les centres nerveux viscéraux. Si cette irritation a duré un certain temps et a
passé d'un groupe cellulaire de la moelle à un autre
groupe, elle diminue spontanément; l'irritation passe
ultérieurement dans les centres nerveux viscéraux;
c'est le plexus solaire qui s'irrite le premier dans le plus
grand nombre des cas. La dyspepsie commence, elle ne
manque pas dans ce tableau pathologique; elle aggrave
à son tour l'irritation de la cellule de la moelle; névralgies, rhumatismes, désordres fonctionnels des organes
des sens s'en suivront, puis la dyspepsie deviendra cause
directement des affections abdominales, des affections
thoraciques ou indirectement, après avoir irrité les
cellules médullaires, ou bien encore lorsque la dyspepsie est le premier événement pathologique, la moelle,
s'irritant à la suite, fera toutes les maladies qui sont de

son ressort ; il y a ainsi des échanges pathogéniques entre ces deux centres, moelle et système nerveux viscéral ; ces échanges ne se font que par l'intermédiaire des cordons nerveux et ne peuvent être enrayés qu'à la condition que les cellules nerveuses aient retrouvé leur état physiologique ; il se fera, à la faveur de cette irritation, une série de maladies allant de la périphérie du corps dans les cavités viscérales ou, inversement ; l'organisme n'aura de repos tant que durera l'irritation. Ces maladies multiples sont souvent distancées, laissant des intervalles de santé où l'organisme se répare quelque peu ; mais le moindre accident atmosphérique, la moindre fatigue, ramèneront une maladie à laquelle le système nerveux, du reste, se prête volontiers tant qu'il est souffrant ; et les maladies se présenteront sous les aspects les plus différents, plus ou moins graves, faisant succomber l'organisme si la cellule nerveuse n'a plus de réaction, a perdu tout ressort ou si le mal a frappé un organe essentiel (poumon ou cœur); la maladie disparaîtra de la périphérie un certain temps, si elle a touché l'estomac, le foie, le rein, etc., pour recommencer plus tard dans une autre partie du corps ; c'est une déambulation incessante de la maladie, prenant toujours son origine dans les cellules nerveuses.

CHAPITRE XIII

Cellules cérébrales irritées.

J'ai étudié précédemment l'irritation des cellules médullaires et les symptômes de cette irritation, les conséquences de cette irritation sur les nerfs, les muscles,
les articulations, la peau, sur les ganglions du grand
sympathique; j'ai analysé également les phénomènes
de l'irritation des cellules des centres nerveux viscéraux;
enfin, j'ai montré l'action réciproque de la moelle sur
le système nerveux viscéral ou de ce système viscéral
sur la moelle. Ces observations m'ont conduit à démontrer l'intimité de ces deux grands centres, qui jamais ne
restent étrangers l'un à l'autre dans la maladie ; ils
s'adressent des impressions morbides continuellement
et se rendent malades l'un l'autre.

Il me faut maintenant étudier la cellule cérébrale
irritée, les symptômes de l'irritation et son action pathogénique sur les autres centres nerveux.

La clinique nous apprendra encore que la cellule cérébrale irritée trouble toujours les deux autres grands centres, moelle et plexus solaire, que cette irritation portera l'irritation dans les cellules de la moelle et dans les cellules des centres nerveux viscéraux; la proposition inverse est également vraie; l'irritation de la cellule de la moelle ou de la cellule des centres nerveux viscéraux se communique également à la cellule cérébrale; celle-ci échappe rarement aux atteintes pathologiques des autres centres.

I

CELLULE CÉRÉBRALE

La cellule cérébrale se distingue complètement, au point de vue de la fonction, de la cellule des autres centres, cellule de la moelle et cellule des centres viscéraux ; la cellule des deux derniers a une activité automatique qui s'exerce pour la contraction du muscle et le jeu des viscères.

La fonction de la cellule cérébrale est autrement complexe.

Elle reçoit les impressions de tous les organes des sens, et l'impression des cellules de tous les centres nerveux. Placée au faîte de l'échelle nerveuse, elle accumule les vibrations que lui communiquent les cellules des centres nerveux, vibrations des cellules des organes des sens, vibrations du plexus solaire, du plexus hypogastrique, des cellules bulbaires, etc. ; enfin, il n'est pas de cellule de la moelle qui, agissant, n'impressionne la cellule cérébrale; les impressions des cellules d'un centre quelconque se centralisent dans la cellule cérébrale; ainsi, images des objets, saveurs, sons, bruits, impressions de contact, tous sont communiqués à la cellule cérébrale et la stimulent.

La cellule cérébrale reçoit les impressions des divers centres nerveux chargés d'éveiller la sensation du besoin de respirer, la sensation de la faim, de la soif, le désir génital, en un mot toutes celles qui se rapportent aux divers besoins de l'organisme, besoin de la respiration, de la nourriture, de la boisson, de la procréation, besoin d'expulser l'urine, la matière fécale.

Toutes les vibrations communiquées à la cellule cérébrale, vibrations en nombre infini, arrivant dans un champ déterminé de cellules cérébrales, resteraient dans la cellule à l'état brut, si elles n'étaient accueillies par l'esprit, qui les apprécie, les juge, les analyse et leur donne un nom.

C'est l'esprit qui sent le contact des corps, leur température. Il entend les bruits, les sons, goûte la saveur des corps, voit l'image des objets dessinée dans la cellule cérébrale; il sent le besoin de respirer, la faim, la soif, c'est lui qui éprouve le désir génital.

L'esprit est doué, dès la naissance, de toutes les qualités de volonté, de sens commun, etc., et l'éducation ne doit servir qu'à donner l'essor à toutes ses qualités, à les faire fructifier; elle ne peut rien ajouter aux facultés innées qu'il possède, elle ne peut que leur donner leur expansion, leur force et faire de l'homme ce que son origine lui permet de devenir.

L'esprit apparaît avec la cellule cérébrale et ne se développe qu'en même temps que le cerveau, et l'ensemble du système nerveux; il n'est pas une résultante de la cellule cérébrale, pas plus que la vie n'est la résultante d'une cellule quelconque; esprit et vie sont pour ainsi dire des contemporains de la cellule et n'en émanent pas; ils sont liés à la cellule et à la fonction de la cellule.

L'esprit se pénètre des vibrations que lui communique le monde extérieur par l'intermédiaire de la cellule nerveuse, en fait les sensations; il élabore ces sensations qui lui servent à créer des idées ; il combine les idées, en tire des conséquences.

Parmi les impressions que lui adresse d'une façon continue tout le système nerveux, les unes, s'il prête attention, sont immédiatement reçues par la conscience; il en est ainsi de toutes les impressions des organes des sens qui lui font connaître le monde extérieur; il n'en est pas de même des impressions des viscères; il ne doit pas être distrait par le corps, il ne le doit pas sentir clairement dans l'état de santé; les impressions du corps se confondent toutes et se résument toutes, dans une seule sensation, sensation de bien-être, de calme, de bonheur qu'éprouve l'esprit, tant que dure la santé; dès qu'un centre nerveux est irrité, il adresse à l'esprit des sensations pénibles, douloureuses qui le distraient du monde, lui rendent le travail pénible, le désintéressent de ses opérations habituelles qu'il affectionne ; ce centre nerveux irrité lui rappelle que le corps souffre, est en danger, et alors il se chagrine, s'attriste, a peur ; c'est là l'hypocondrie qui est éveillée de préférence par les centres nerveux viscéraux, centre de l'estomac, du foie, du rein, des organes génitaux, de la vessie, du cœur et du poumon ; ces sensations d'origine viscérale le dépriment, l'affaissent.

Il reçoit normalement des sensations des centres nerveux viscéraux à des heures régulières de la journée, à des époques régulières de la vie ; mais celles-là lui font plaisir, ce sont celles qui lui rappellent les besoins de l'organisme ; s'il ne les écoute pas ou s'il leur obéit à l'excès, les centres nerveux de l'estomac, des organes génitaux, etc., s'irritent, et la maladie commence.

En résumé, l'esprit sent clairement ou obscurément les impressions de tout le système nerveux, et il répercute ses impressions dans tous les centres ; il n'est pas une sensation, une émotion, une pensée, une opération de l'esprit qui n'ait son écho jusqu'aux extrémités des centres.

L'esprit ne se développe, ne s'épanouit, n'acquiert sa vigueur que par les éléments que lui porte la cellule nerveuse ; il se nourrit du monde extérieur et ne se met en rapport avec le monde que par l'intermédiaire du système nerveux. C'est avec ces éléments qu'il compose sa raison, sa sensibilité morale, qui lui dicteront sa règle de conduite vis-à-vis le monde ; c'est avec ces éléments qu'il compose son intérieur psychologique ; il a une puissance de compréhension qui imprime à la cellule cérébrale sa puissance de réceptivité ; c'est lui qui donne à la cellule cérébrale cette puissance, il la lui imprime. Une cellule quelconque ne peut s'assimiler de l'aliment qu'à la condition que la vie inhérente à cette cellule soit suffisante ; si elle ne l'est pas, si la vie est trop faible, elle n'est plus capable de s'incorporer l'aliment, de se l'assimiler, elle succombe ; de même la cellule cérébrale n'est capable de s'assimiler les éléments du monde extérieur si l'esprit est trop faible. La cellule cérébrale est, dans sa fonction, dépendante de l'esprit, comme toute cellule est dépendante de sa vie propre.

L'esprit une fois formé, arrivé à son apogée, arrivé à son maximum d'accroissement simultanément avec le corps, constitue l'organisme humain qui se doit à l'organisme social et doit rendre à cet organisme social les services qu'il en a reçus pour sa propre éducation ; chaque individu se doit aux autres et leur est nécessaire ; on ne peut comprendre l'homme isolé de toute société.

Chaque esprit ne peut fournir qu'une certaine somme d'efforts, de travail, ne peut supporter qu'une certaine somme d'émotion ; si les uns ou les autres dépassent la capacité d'efforts, de travail, d'impressibilité de l'esprit, celui-ci se sent fatigué, perd tout ressort, et à la suite la cellule cérébrale s'irrite ; cette cellule est le réservoir où l'esprit dépose ses idées, ses mots ; c'est là qu'il les cherche pour ses opérations ; si la cellule est irritée, il a de la peine à les en tirer ; la cellule ne les livre plus facilement, ou elle les livre au hasard, sans ordre, sans association ; les mots viennent de travers, les idées se présentent sans être demandées et persécutent l'esprit, il ne peut les tenir éloignées ; c'est là une des grandes souffrances du nerveux qui s'inquiète et craint que l'esprit ne se dérange ; si ce nerveux est excité mal à propos, les idées les plus folles poursuivent son esprit ; la cellule ne récupère sa fonction que lorsque la santé se refait.

Les centres nerveux viscéraux et la moelle n'obéissent qu'aux actions réflexes ; ils n'entretiennent la fonction des viscères qu'en usant de cette faculté de réflectivité dont sont douées leurs cellules.

Il n'en est pas de même du cerveau ; la réflectivité de la cellule cérébrale ne se produit que par la maladie. L'esprit l'empêche de se manifester durant la santé. Si le système nerveux est bien équilibré, l'homme ne fait de mouvement qu'en obéissant à la volonté ; si la cellule nerveuse est irritée, le nerveux n'est plus bien dirigé par l'esprit, il marche malgré lui, poussé par ses centres nerveux troublés ; chaque impression du monde exté-rieur, et la moins sensible, fait trembler ses muscles ; il tremble comme la feuille au moindre souffle qui lui vient du dehors. Chaque sensation, chaque émotion secoue son système musculaire, qui n'est plus réglé par l'esprit et ses centres nerveux en général. Le système nerveux rattache l'esprit au corps, les tient unis et per-

met les réactions réciproques de l'un sur l'autre ; c'est
lui qui assure l'intimité du moral et du physique.

Pour se rendre compte du mode opératoire du système nerveux, pour observer comment il sert à l'esprit
pour mettre le corps en action, il suffit de voir ce qui se
passe chez le nouveau-né qui n'a encore que des sensations et non des pensées. Sa vie se passe à téter et à
dormir. Le besoin de nourriture seul tire son esprit du
sommeil, le réveille à des heures régulières de la journée ; le plexus solaire adresse un appel à la cellule cérébrale où siège l'instinct de la faim ; l'esprit sent cet
appel, souffre ; l'enfant pleure, il crie pour exprimer sa
souffrance ; pour pleurer, pour crier, l'esprit a excité les
groupes de cellules cérébrales et médullaires correspondantes, qui émettent les nerfs de la glande lacrymale, les
nerfs intercostaux et les nerfs de la glotte ; la nourrice a
entendu les cris, elle introduit le sein dans la bouche de
l'enfant ; la sensation du sein a calmé l'esprit, et celui-ci
envoie une nouvelle excitation aux cellules médullaires
qui émettent les nerfs moteurs de la langue, les nerfs mas-
ticateurs, et l'enfant fait effort pour attirer le lait ; ce lait
arrivant dans l'estomac, le plexus solaire se calme ;
l'enfant, par l'effort de volonté, continue à téter jusqu'à
satiété ; cet effort continu fatigue l'esprit et l'ensemble des
cellules cérébrales et médullaires mises à contribution,
et l'enfant s'endort ; l'esprit sommeille jusqu'à un nouvel
appel de la faim ; la cellule nerveuse, en attendant,
répare son influx nerveux qu'elle a dépensé. Ainsi, l'es-

prit a répondu à une stimulation du plexus solaire, et il répond à cette stimulation en excitant les centres nerveux, cerveau et moelle, chargés d'exécuter les ordres de sa volonté; il n'entre en activité que par les centres nerveux et il ne se fait obéir que par le système nerveux. L'esprit de l'adulte n'obéit plus seulement aux instincts, mais s'inspire de son intérieur psychologique, de ses pensées, de ses sentiments avant d'agir; les sollicitations de l'esprit se compliquent, mais c'est toujours de la même façon qu'il utilise le système nerveux.

IRRITATION DE LA CELLULE CÉRÉBRALE

J'ai déjà dit que l'esprit humain, selon les âges, le sexe, ne peut dépenser qu'une certaine somme d'efforts pour le travail intellectuel, le travail physique ; puis il est tenu de se reposer un certain temps pour récupérer des forces ; il ne peut supporter que des impressions physiques, des impressions morales qui ne dépassent pas un degré d'intensité approprié à sa tolérance. Si son travail physique, intellectuel, est excessif, il souffre ; si les impressions physiques, morales sont trop violentes, il souffre également ; sa souffrance retentit immédiatement dans la cellule cérébrale, qui s'irrite ; l'irritation de la cellule cérébrale est sentie immédiatement par les cellules de la moelle, par le plexus solaire et successivement par les autres centres viscéraux. L'esprit tourmenté, excité, réagira sur tous les centres nerveux, rendra le système nerveux tout entier malade ; la cellule médullaire irritée avait entraîné l'irritation du plexus solaire, ou, réciproquement, le plexus solaire irrité avait irrité la cellule de la moelle; l'action morbide des deux centres restait limitée, mais l'esprit et la cellule cérébrale excités, irrités, mettent en désarroi tout le système nerveux. L'esprit, le moteur de l'organisme avec la cellule cérébrale, généralise ces influences morbides.

C'est ce que démontrera la clinique.

L'esprit surmené exprime son malaise par des phénomènes multiples, l'étourdissement, l'anéantissement; si le surmenage dure longtemps, il s'amoindrit dans ses facultés; son énergie et sa volonté diminuent; il peut même devenir inconscient un certain temps; une douleur physique trop vive, une douleur morale trop intense, trop d'efforts intellectuels, une alimentation mauvaise, peuvent même le supprimer complètement et déterminer la mort; les cas de mort subite par émotion, par la douleur physique, etc., ne sont pas rares; le moteur de l'organisme peut succomber devant trop de joie ou trop de chagrin; ce genre de mort a toujours été mal interprété; on a toujours recherché une lésion pour expliquer la mort; la mort subite d'origine nerveuse arrive sans lésions.

La sidération de l'esprit est très fréquente chez le nerveux, mais elle ne dure que quelques minutes, une demi-heure ou une heure, et, pendant ce temps, l'individu jeté à terre, partout où il se trouve, présente l'aspect de la mort; il est sans connaissance, le pouls ralenti ou insensible; il revient peu à peu à lui, mais reste prostré un certain nombre de jours, ou affecté d'une parésie passagère. Cette suppression du moteur laisse à la suite l'irritation des cellules cérébrales et des cellules des autres centres, la crée si elle n'a pas existé antérieurement, ou l'aggrave si elle a préexisté.

La sidération momentanée est l'expression maximum du choc communiqué à l'esprit; entre l'état de santé de l'esprit et la sidération, il y a des états morbides intermédiaires, moins graves, moins violents, qui se produisent dans le surmenage de l'esprit; ils annoncent également l'irritation de la cellule cérébrale ou la produisent. L'anéantissement, et l'étourdissement sont les deux phénomènes les plus communs que l'on observe, si le système nerveux est souffrant. L'esprit exprimant qu'il est anéanti fait entendre qu'il a perdu toute volonté, qu'il n'est plus capable d'attention ; alors, il ne peut ni penser, ni parler, il ne peut plus soutenir son corps, se laisse tomber où il se trouve, tout en restant conscient, ne peut relever le corps et le remettre en mouvement ; les battements du cœur, les mouvements respiratoires sont précipités ; l'esprit ne retrouvera une certaine énergie, une certaine force pour reprendre ses fonctions qu'après plusieurs heures. Enfin, l'étourdissement est le fait le moins grave parmi ceux que je viens de décrire; il a le même sens pathologique, est suivi des mêmes désordres nerveux que les précédents ; quand l'esprit sent ce qu'il appelle un étourdissement, il est pris de peur; la volonté, l'atten-

tion, sont diminuées; un mal de tête ou un vertige sont
sentis, la vue se trouble, la parole s'embarrasse, les muscles tremblent, la peau se couvre de sueurs, l'urine ou
les fèces s'écoulent involontairement; le moteur étant
atteint, tous les centres nerveux se manifestent par les
désordres qu'ils peuvent déterminer.

Je viens d'analyser les trois principaux faits pathologiques propres à l'esprit : étourdissement, anéantissement, sidération ; ils annoncent tous l'irritation des
centres nerveux, qui souvent en est la conséquence ;
mais ces faits peuvent être précédés d'un état particulier
de l'esprit, d'une excitation de l'esprit qui le porte à
redoubler d'activité, à se charger d'une énorme somme
de travail, à faire des exercices physiques exagérés ;
cette excitation annonce déjà un commencement d'irritation de la cellule cérébrale ; l'individu obéit à cette
excitation, ne s'en inquiète pas, ignore qu'elle hâtera
l'éclosion de la sidération, de l'anéantissement ou de
l'étourdissement qui achèveront l'irritation cellulaire et
la généraliseront.

Ainsi, j'ai été consulté par un professeur de philosophie de l'Université; depuis quatre ans, il travaillait jour
et nuit sans relâche, il ne dormait pas, son esprit était
toujours hanté par les problèmes de philosophie qui le
persécutaient ; il n'arrêta son travail, que quand l'esprit
ne pouvait plus faire d'effort, et il était devenu incapable
de lire et d'écrire. J'ai été consulté par une fille de vingt
ans qui, depuis quatre ans, souffrait de maux de tête et

ne mangeait pas ; elle était musicienne, et pendant deux ans elle étudiait la musique jour et nuit, obsédée par le besoin d'activité continue ; elle ne s'arrêta que quand les doigts ne purent plus se mouvoir sans douleurs. D'autres ont besoin d'un mouvement incessant ; jamais ils ne prennent de repos, ne peuvent rester au lit et sont entraînés à marcher toujours. D'autres encore ont des fringales qui ne s'arrêtent pas et mangent à chaque heure. D'autres ont des besoins génitaux insatiables ; en obéissant aux excitations morbides, le nerveux consomme la ruine de son système nerveux.

Ces observations variées font prévoir la venue prochaine d'un des phénomènes pathologiques de l'esprit, anéantissement, étourdissement, etc. Cet état d'activité exagérée est intermédiaire entre la santé du système nerveux et son état pathologique.

L'esprit excité amène l'irritation de la cellule cérébrale ; j'ai déjà décrit les symptômes de cette irritation dans mon traité de la névrose.

Douleur, vertige, insomnie, sont les trois symptômes de la cellule. Quand la cellule est irritée, elle est sentie douloureuse par l'esprit ; l'esprit a des sensations de toute espèce dans le crâne ; il ne voit plus les objets immobiles ; ceux-ci tournent devant les yeux ; il n'a plus de repos ; il ne peut se livrer au sommeil. Ces trois phénomènes se succèdent ou paraissent isolément pour attester l'irritation. D'ordinaire, le vertige vient à la suite du mal de tête qui a cessé, puis vient l'insomnie ;

ou bien, parmi les malades, les uns n'ont que des maux de tête, les autres n'ont que du vertige; d'autres enfin sont sans sommeil. Cette irritation donne la peur à l'esprit, et la peur se traduit de milles manières, peur de la nuit, peur de traverser les grands espaces, peur de la maladie, de la mort.

Ces symptômes ont la même marche que les symptômes du plexus solaire ou les symptômes des autres centres nerveux : paraissant d'abord à de longs intervalles, peu intenses ils reviennent avec la plus grande régularité, toujours provoqués par le malade; ces intervalles diminuent sans cesse, et leur intensité augmente jusqu'à ce qu'ils deviennent continus; le mal de tête, le vertige, l'insomnie, ne cessent plus.

Quand l'esprit sent le mal de tête très violent, il n'a plus de volonté, il ne peut plus mouvoir le corps; la vue, l'ouïe sont troublées, la face est grippée; l'individu ne peut ni penser, ni parler et sent la mort prochaine; la cellule cérébrale frappe l'esprit d'impuissance, rend même la conscience obtuse; ce genre de mal ne vient qu'après de longues années d'irritation cellulaire.

J'observe, en ce moment, ce genre de crises de tête chez une petite fille de neuf ans ; elle souffre depuis six ans de maux de tête et la grande crise revient chaque semaine, s'accompagnant souvent de fièvre ; je ne l'ai guérie de ces crises qu'après neuf mois de traitement.

Les fortes crises de vertige ne paraissent aussi qu'après une irritation ancienne ; ces crises où le vertigineux

immobilisé dans le lit ne peut remuer la tête sans se
sentir emporté dans un gouffre avec le lit sur lequel il
repose, ces crises de vertige donnent à l'esprit une très
grande peur parce que le vertige compromet le centre
de gravité, et la peur survit longtemps au vertige ; alors
même que le vertige n'est plus senti, très souvent l'esprit reste longtemps incapable de bien contracter les
muscles et d'assurer le centre de gravité.

Le manque de sommeil, par suite d'une irritation
ancienne de la cellule, est aussi pénible que le vertige
ou le mal de tête, et aussi lent à faire cesser que le mal
de tête ou le vertige. Plus chacun de ces phénomènes a
duré, plus il est difficile de les enrayer ; mais le médecin
arrive toujours à calmer la cellule, à guérir la douleur,
le vertige et l'insomnie.

Cette irritation a la plus grande influence sur les
facultés de l'esprit ; à la longue, volonté, attention,
énergie, sont diminuées ; l'esprit se déclare impuissant à
vouloir, à prêter attention ; la mémoire s'affaiblit, il en
est de même de la réflexion ; il gouverne mal les idées,
il a des obsessions, des idées les plus tristes, des idées de
mal incurable, de mort ; il devient pusillanime, a
toujours peur, peur de tout, même de ce qui ne doit
donner aucune peur.

Ce sont là les caractères principaux de l'irritation
de la cellule cérébrale, et son influence morbide sur
l'esprit.

Il me faut maintenant mettre sous les yeux du lecteur

quelques faits cliniques qui lui montreront comment l'esprit, ayant subi la sidération, la sensation d'anéantissement ou d'étourdissement réagit sur tous les centres nerveux, le rôle de l'esprit et de la cellule cérébrale irritée dans la pathologie nerveuse. Ces faits sont ceux de malades que j'ai pu suivre jusqu'après la guérison du système nerveux. Ce sont des expériences, les meilleures pour se rendre compte de la question pathogénique.

1° *Sidération.*

OBSERVATION XCIII. — Mlle D. vingt-deux ans. La santé était bonne jusqu'il y a deux ans ; les chevaux de sa voiture s'emballent, elle est prise de peur et elle perd connaissance, puis elle revient à elle. Depuis ce jour, c'est-à-dire depuis deux ans, la cellule cérébrale est irritée également ; elle a la vue troublée, l'oreille gauche bourdonne ; elle a des palpitations ; enfin, le plexus solaire est irrité ; elle est devenue dyspeptique. L'accident surprend cette jeune personne bien portante, l'esprit perd conscience, et immédiatement tous les centres nerveux s'irritent, successivement. La sidération a porté le désordre dans tous les centres nerveux.

OBSERVATION XCIV. — Mme L., trente ans. Elle est malade depuis huit ans ; la sidération de l'esprit se reproduit un grand nombre de fois durant six mois ; puis commencent des douleurs de la rétine, intolérables, qui

se continuent plusieurs années ; les ophtalmologistes
ne la peuvent soulager ; les crises rétiniennes font place
à des crises d'asthme ; enfin, l'asthme est remplacé par
la dyspepsie. Je trouve l'estomac dilaté à 8 centimètres
au-dessous de l'ombilic.

Chez cette malade, l'irritation de la cellule cérébrale est suivie d'irritation de la cellule médullaire
(douleurs rétiniennes et asthme), puis d'irritation du
plexus solaire. L'évolution est toujours la même, uniforme ; la cellule cérébrale compromet les cellules de
tous les centres.

2° *Étourdissement.*

L'étourdissement réagit, comme la sidération, sur tous
les centres ; s'il se répète, il peut, comme la sidération,
devenir cause de fatigue de l'esprit et d'affaiblissement
des centres nerveux ; l'esprit devient incapable de régler
le système nerveux ; ces états pathologiques sont curables, quel que soit l'âge du malade ; les centres nerveux
peuvent revenir à l'état physiologique et l'esprit peut
récupérer ses forces.

OBSERVATION XCV. — Mme D., quarante-cinq ans,
malade depuis vingt-trois ans ; elle a eu durant des
années des étourdissements. Esprit sans énergie, elle
a la volonté de marcher en vue de rétablir sa santé ; elle
se met en mouvement, mais, après cinq minutes, elle est

découragée ; elle sent le mal de tête, elle ne peut plus mouvoir les jambes, la peau se couvre de sueurs qui continuent jusqu'à ce qu'elle s'endorme ; après cinq minutes de marche, le plexus solaire devient douloureux ; ainsi, l'esprit n'a à son service que des centres nerveux malades, et après quelques minutes ils sont douloureux et le rendent impuissant à exécuter ses volontés. Cette malade, je l'ai rétablie après deux ans de traitement ; elle pouvait alors faire de longues courses ; l'esprit avait retrouvé sa force et sa gaieté.

Les faits pathologiques du système nerveux peuvent varier à l'infini ; l'esprit et les centres nerveux s'accusent quand ils souffrent, de façons très diverses ; mais, quelle que soit l'intensité des faits, ils subissent toujours la même évolution parce que leur principe ne change pas.

Les crises nerveuses qui ont donné lieu à la description de tant d'espèces différentes, en réalité, se confondent, parce que toutes ont le même substratum, le système nerveux irrité.

Bon nombre de malades n'ont ni étourdissement ni sidération et ne présentent que les phénomènes de l'irritation de la cellule cérébrale ; je présenterai encore des types de ce dernier genre, avant d'arriver à la description de ce que l'on appelle les crises nerveuses.

OBSERVATION XCVI. — Mme S., trente-deux ans. Elle souffre depuis dix ans de douleurs de tête et de vertiges ;

la nuit, elle n'ose sortir, l'obscurité du soir effraie son esprit; elle se raisonne et elle sort; alors, les idées les plus terribles lui arrivent, la peur augmente et elle tremble; elle est dyspeptique. Il y a un an, elle a un chagrin violent, c'est alors que commencent les crises d'hystérie.

OBSERVATION XCVII. — Jeune homme âgé de vingt-cinq ans, malade depuis trois ans, vient me consulter après ce délai; son cerveau a été détraqué par une série d'examens et de concours qui l'ont obligé de remplir la cellule cérébrale d'un nombre excessif de connaissances, de la surcharger. Il perd le sommeil; il s'éveille une nuit pris de peur, les membres se mettent à trembler, la gorge se serre, l'œsophage se rétrécit; vingt-quatre heures, il ne peut déglutir un aliment; cette première crise se calme spontanément; quinze jours plus tard, un nouvel examen ramène la même crise, il reste alors malade trois ans; le jour de la première consultation que je lui donnai, il était incapable de se tenir debout et de marcher; les jambes ne le soutiennent pas, le plexus solaire est douloureux dans la station et la station lui fait sentir que l'estomac va tomber, hallucination qui l'épouvante, et il tremble.

Le système nerveux ne lui laisse quelque repos que le soir.

Voilà un malade semblable à un grand nombre que j'ai observés, dont le cerveau est en désarroi par la chinoiserie des concours, si bien faits pour désorganiser la cellule cérébrale ; celle-ci porte son irritation à la moelle et au plexus solaire. Il est devenu incapable de travailler, de marcher, de prendre de la nourriture : il est réduit, à vingt-cinq ans, à l'état d'infirme.

3° *Crises nerveuses.*

Les faits précédents se ressemblent tous, ils ont la plus grande uniformité, car c'est le système nerveux qui produit les phénomènes pathologiques toujours dans le même ordre ; c'est la cellule cérébrale qui se fait sentir dans la moelle et le plexus solaire. Les crises nerveuses, quelle que soit leur forme, ont une seule origine et s'établissent sur un système nerveux irrité. Elles commencent dans le jeune âge, ou se produisent à une période avancée de la vie.

OBSERVATION XCVIII. — Jeune fille de six ans qui souffre de maux de tête continus depuis deux ans ; chaque jour, elle a une crise nerveuse. Voici ses phénomènes : chaque jour, elle est prise de peur, la tête et les lèvres tremblent trois heures durant, puis elle rend des gaz une heure et la crise cesse. Quand la mère est venue me consulter la première fois, j'ai constaté chez la jeune malade une grande dilatation de l'estomac : elle vomissait les aliments depuis plusieurs semaines ; les vomissements sont remplacés par la diarrhée : un médecin arrête la diarrhée avec un médicament. Les crises alors prennent un autre caractère ; durant une demi-heure, elle perd connaissance, elle ne reconnaît pas sa mère, et les mouvements de la tête et des bras deviennent violents. Je la traitai plusieurs mois ; les crises font place à des saignements de nez ; la santé se rétablit, peu à peu ; elle a actuellement onze ans et jouit d'une bonne santé.

OBSERVATION CIX. — Mlle L., dix-huit ans. A la suite d'un violent chagrin, elle tombe à terre sans connaissance. La crise nerveuse succède à la sidération ; chaque jour, une demi-heure, elle perd conscience, le regard fixe et est incapable d'exprimer un mot ; ces crises sont remplacées plus tard par la grande crise d'hystérie, des convulsions généralisées, la suffocation, puis elle devient dyspeptique. Ainsi, la crise se transforme ; elle commence d'abord par n'occuper qu'une partie du système nerveux, puis, s'aggravant, le système nerveux tout entier participe à la manifestation pathologique et la dyspepsie apparaît toujours.

Quelle que soit l'espèce de névrose, quelle que soit sa manifestation, son sens ne varie pas ; elle naît et s'alimente à une même source : l'irritation de la cellule nerveuse ; son intensité, sa gravité, ne relèvent que de l'intensité de l'irritation. Cette intensité d'irritation même peut conduire à l'aliénation mentale, si le thérapeutiste n'intervient pas à temps pour la calmer.

II

IRRITATION DU PLEXUS SOLAIRE

Si l'irritation de la cellule cérébrale devient toujours cause de dyspepsie, la proposition inverse est-elle également vraie? L'irritation du plexus solaire, c'est-à-dire la dyspepsie, est-elle cause de l'irritation de la cellule cérébrale? C'est encore par la clinique que je répondrai à cette question.

Observation c. —M. S., vingt-cinq ans, dyspeptique. Le repas terminé, il rend des gaz une demi-heure, puis il est pris.de peur, d'anéantissement pendant une demi-heure, et il est incapable de se tenir debout ; la crise recommence à la suite de chaque repas et ne cesse que lorsque j'ai guéri l'estomac. Pendant le traitement, j'observai l'atténuation progressive des phénomènes cérébraux ; dyspepsie et irritation de la cellule cérébrale guérirent en même temps ; l'irritation de la

cellule ne cessa qu'avec celle du plexus solaire, et elle
ne paraît que lorsque la dyspepsie est déjà ancienne.

OBSERVATION CI. — M. D., soixante-trois ans, dyspeptique depuis vingt-trois ans. Quatre heures après le
repas, il rend des gaz et il a une crise nerveuse qui
s'exprime de la façon suivante. La volonté est
suspendue, il est incapable de parler, il entend et il
ressent des bourdonnements de l'oreille gauche, toute
la peau s'hyperesthésie; la crise dure une heure et se
renouvelle à la suite de chaque repas. Le plexus solaire
irrité tourmente l'esprit, la cellule cérébrale et la cellule
médullaire; il se fait sentir par les deux centres,
cerveau et moelle.

OBSERVATION CII. — M. P., trente ans, dyspeptique.
Crises du plexus solaire, crampes d'estomac. La crampe
amène la sidération de l'esprit; il ne revient à la vie
qu'après quinze minutes, et alors l'esprit n'a pas récupéré la conscience; il divague deux heures et est pris de
tremblements musculaires.

Ici encore, le plexus solaire réagit sur l'esprit et les
deux centres, cerveau et moelle.

Je citerai, enfin, un dernier fait d'un médecin qui vint
me consulter, il y a quatre ans.

OBSERVATION CIII. — M. M., quarante ans; à l'âge de
trente ans, il se réveille, une nuit, angoissé, la gorge

serrée, et il rend des gaz cinq heures de suite ; la dyspepsie a continué depuis, c'est-à-dire que l'excitation de l'esprit, d'un cerveau irrité, a amené la dyspepsie. Actuellement, deux heures après le repas, il est inquiet, anéanti et il éprouve des douleurs dans les jambes.

Dans ce cas, l'irritation de la cellule cérébrale a causé la dyspepsie, et la dyspepsie, à son tour, produit les phénomènes cérébraux et médullaires.

Ces observations démontrent l'action du plexus solaire sur le cerveau et sur la moelle ; ces deux centres, nous l'avons vu, engendrent la dyspepsie ; celle-ci, à son tour, excite l'esprit et les deux centres nerveux. Ces échanges pathologiques, le médecin a occasion de les noter chaque jour. Que de gens qui souffrent de la tête jusqu'à vingt ans ! Le mal de tête cesse et la dyspepsie commence. Que de gens qui n'ont jamais eu de mal de tête avant d'avoir été dyspeptique ! La dyspepsie s'amende et ils commencent à souffrir de la tête.

Toute irritation forte de la cellule cérébrale réagit sur la cellule médullaire et, finalement, sur le plexus solaire. Chez l'enfant, un fort mal de tête s'accompagne souvent de strabisme, strabisme qui ne dure qu'autant que le mal de tête, et finalement d'inappétence et de vomissements, les trois centres entrant en jeu successivement. La marche inverse des phénomènes ne s'observe pas moins souvent ; la dyspepsie est suivie des symptômes des deux ordres des cellules, cérébrales et médullaires.

Le lecteur connaît maintenant la pathogénie des

centres nerveux; c'est une évolution continue de symptômes, de maladies des viscères qui est engendrée par l'irritation de la cellule nerveuse.

En quelque point du système nerveux que commence l'irritation, celle-ci s'étend, se développe, passe d'un centre nerveux à un autre et fait l'individu malade aussi longtemps que dure l'irritation.

On ne peut donc pas dire qu'une maladie est localisée, qu'un dyspeptique n'a qu'une affection simple de l'estomac; le dyspeptique deviendra un rhumatisant, un névralgique, aura des troubles des organes des sens, du cerveau. Il en est de même du mal de tête; il sera suivi d'une série d'autres affections que le médecin pourra prévenir si le mal de tête est enrayé dès le début, etc. Ce n'est que la dyspepsie ancienne, le mal de tête ancien, qui se propagent dans les autres centres nerveux. Ce n'est que si le système nerveux est irrité depuis longtemps que survient la crise nerveuse.

Les manifestations pathologiques sont toutes liées à l'irritation de la cellule et ont une gravité qu'elles puisent en partie dans le degré de cette irritation.

J'ai fait voir l'intimité de la moelle et du plexus solaire, dans les chapitres précédents, pour se faire malades réciproquement, l'influence du cerveau sur la moelle et l eplexus solaire dans ce dernier chapitre, ou, réciproquement, celle du plexus solaire sur le cerveau ; l'irritation cérébrale touche toujours tous les centres; quelquefois, l'irritation de la moelle ne dépasse pas le champ du plexus solaire; cependant, cette irritation, paraissant la première, peut être aussi remplacée par l'irritation de la cellule cérébrale.

La clinique met en évidence les opérations complexes du système nerveux malade ; ce n'est qu'en se rendant compte de son action pathogénique qu'on peut réellement se rendre compte de son fonctionnement normal ; l'expérimentation sur les animaux ne nous laisse entrevoir que quelques propriétés physiologiques des centres nerveux ; mais elle ne nous apprend pas comment il règle tout l'organisme, comment il préside au jeu des viscères, comment il relie toutes les parties de l'organisme, entre elles. La maladie qui rompt l'unité nerveuse, qui, dissocie les centres, qui nous fait connaître par l'homme les symptômes parlés, nous permet de voir comment l'ordre se refait dans les centres à mesure que l'individu guérit, et comment ce système nerveux, qui donne tant de souffrances, se restaure, redevient silencieux et rétablit son unité.

CHAPITRE XIV

Action des centres nerveux irrités sur la nutrition.

La propriété de nutrition du corps humain est la propriété qu'ont les cellules de toutes ses parties, cellules sanguines, cellules nerveuses, cellules des tissus, de s'assimiler la matière alimentaire que l'homme trouve dans le monde extérieur, de s'assimiler l'oxygène de l'air, pour l'entretien des cellules, pour le développement du corps et pour lui permettre de continuer la vie ; l'organisme humain est tenu, pour grandir et durer, de prendre chaque jour, une certaine quantité d'aliment et d'emprunter continuellement au milieu ambiant une certaine quantité d'oxygène. Les cellules s'incorporent l'aliment et l'oxygène, les transforment avec une parfaite régularité, et, quand les transformations sont achevées, aliment et oxygène ont rempli leur mission, et le corps se débarrasse, de la matière utilisée, par les émonctoires, reins, poumon, peau, intestin, matière qui est restituée au monde dans un état uniformément le même. La quantité d'oxygène que l'homme introduit au repos, en vingt-quatre heures, par la respiration, dans le poumon, a été bien déterminée; cette quantité varie selon les efforts musculaires auxquels il se livre, n'est pas la même à l'état de maladie que dans l'état de santé; mais l'organisme humain emploie toujours, quand il ne souffre pas, lorsqu'il ne se livre à aucun travail, la même quantité d'oxygène. Le mécanisme organique consomme une proportion d'oxygène qui ne change pas dans les vingt-quatre heures, une proportion qui est supérieure le jour à la quantité nécessaire la nuit pendant le sommeil. La fonction des organes pulmonaires s'accomplit avec la précision d'un mécanisme d'horlogerie réglé par le centre nerveux bulbaire.

La nature n'a pas réglementé l'homme pour l'alimentation comme pour la respiration ; il se nourrit selon son appétit, et l'appétit est une sensation qu'il peut grossir ou diminuer selon la quantité d'aliment et de boisson qu'il s'habitue à prendre. La sensation de l'appétit est une sensation douée d'élasticité qui peut être proportionnée aux besoins de l'organisme ou disproportionnée, et l'homme s'habitue en général à trop manger ou à trop boire, ce qui est le fait du plus grand nombre ; s'il continue à en prendre une dose exagérée un certain temps, la maladie vient, et alors il perd l'appétit et est obligé d'enrayer son alimentation.

L'oxygène de l'air devient acide carbonique dans le

sang et est expulsé par le poumon ; cet organe rejette aussi de la vapeur d'eau ; acide carbonique et vapeur d'eau sont les transformations ultimes des aliments ; les urines emportent presque toute la matière azotée qui a servi à l'alimentation ; la peau et l'intestin sont chargés d'éliminer l'eau, une très petite quantité de matériaux brûlés et une très faible quantité de matières azotées. L'oxygène de l'air, la substance alimentaire chimiquement élaborée par le tube digestif, sont transmis aux cellules de l'organisme par l'intermédiaire du sang qui sert de milieu interposé entre l'extérieur et l'intérieur du corps ; le sang, pour entretenir ses cellules sanguines et sa composition chimique, se sert de l'oxygène de l'air et de l'aliment ; c'est avec ces deux éléments qu'il se nourrit et nourrira le corps ; c'est lui aussi qui remporte au dehors la matière qui a servi.

L'organisme, dans sa période de croissance, retient plus d'éléments alimentaires qu'il n'en restitue, et, une fois la croissance achevée, il rejette à peu près ce qu'il a consommé ; l'analyse chimique l'a démontré.

L'aliment, avant d'être assimilé, d'être devenu chair, os, etc., subit une série de changements que le chimiste ne peut observer qu'imparfaitement. Nous ne pouvons étudier l'assimilation dans son intimité ; mais, comme la désassimilation est équivalente à l'assimilation, analyser les produits expulsés et en peser les quantités, c'est un moyen indirect de connaître l'assimilation ; le médecin n'a pas d'autre ressource, pour apprécier l'assimilation que d'apprécier la désassimilation. Il lui faut donc, pour connaître l'assimilation, analyser le sang, les produits de la respiration, les produits du rein, de l'intestin et de la peau, et alors il connaîtra l'assimilation dans son ensemble.

Mon attention ne s'est portée que sur les globules du sang, certains éléments de l'urine, les plus importants ; je ne me suis pas occupé de l'analyse des excréta du poumon, de l'intestin, ni de la peau. Cette étude clinique partielle m'a appris qu'il ne suffit pas, pour que le nombre des globules rouges du sang reste normal, qu'une quantité suffisante d'aliment lui soit fournie par le tube digestif ; ce nombre de globules peut diminuer considérablement, même si l'individu est richement nourri ; ce'te étude clinique m'a démontré, par l'observation de l'urine, que l'assimilation peut être vicieuse même avec renfort d'alimentation. Un individu dont le sang est appauvri en globules rouges ne récupère pas un sang normal en globules parce qu'il mangera beaucoup, parce qu'il lui sera prescrit des préparations ferrugineuses, parce qu'il sera placé dans un milieu très aéré ; le fer, l'aliment, l'oxygène, ne vont pas régénérer directement le globule. Un individu dont l'urine aura fait connaître la mauvaise assimilation, un individu amaigri, affaibli, ne reviendra pas fort, ne gagnera pas en poids parce que sa dose alimentaire aura été accrue, parce qu'il mangera beaucoup ou qu'il sera transporté à la campagne.

Entre l'aliment et le sang, entre l'aliment et le corps,

entre l'air extérieur et le sang, se trouve un facteur dont, jusqu'à présent, il n'a pas été tenu compte ; c'est le facteur essentiel qui entretient la composition normale du sang, qui entretient l'assimilation et permet à l'aliment et à l'air de remplir leur fonction ; ce facteur est le système nerveux.

Si ses centres sont irrités, le sang se déglobulise, les éléments de l'urine s'altèrent, ses quantités éliminées diminuent, eau, urée ; acide urique augmente ; l'urine se charge d'éléments morbides, albumine, sucre ; l'individu maigrit quelquefois de 30 ou 40 livres en un an, ou bien il devient obèse ; tous les aliments, de quelque nature qu'ils soient, deviennent de la graisse, et elle s'accumule à la périphérie du corps et dans son intérieur, dans les muscles, dans les viscères, etc. Ces faits morbides grandissent tous avec l'irritation de la cellule nerveuse, et nous les verrons tous diminuer et disparaître avec la diminution et la disparition de l'irritation nerveuse. Le sang retrouvera ses globules rouges, l'urine s'éliminera en quantité normale, l'eau, l'urée reviendront à leur chiffre ; il en est de même pour l'acide urique ; l'albumine et le sucre ne seront plus excrétés ; enfin, l'amaigrissement et l'obésité disparaîtront, quand les centres nerveux auront été ramenés à l'état physiologique ; l'individu reprendra le poids qu'il doit avoir aussitôt que le système nerveux sera redevenu silencieux.

Toute cette question de la nutrition, si complexe et encore si obscure, s'éclaircira par les lumières de l'observation clinique.

I

CHLOROSE

La chlorose est la maladie commune, surtout chez les jeunes filles, au moment de la formation des règles ; elle est souvent précédée d'irritation de la cellule cérébrale et d'irritation du plexus solaire ; souvent aussi, l'irritation débute dans le plexus hypogastrique même, et s'étend à tous les centres nerveux : maux de tête, vertiges, bizarreries de caractère, névralgies musculaires et articulaires, pâleur de la face, des muqueuses, palpitations, bruits de souffle cardiaques et vasculaires, dyspepsie et finalement crises nerveuses de tout genre ; tous ces phénomènes pathologiques se manifestent en même temps que la diminution du nombre des globules rouges du sang. Les globules rouges s'élèvent au chiffre de 127 pour 1000 quand le sang a une composition normale, et ce chiffre baisse singulièrement dans la chlorose.

Le globule rouge est le principe essentiel du sang, chargé de porter l'oxygène de l'air aux tissus, aux organes.

Quel rapport y a-t-il entre tous les phénomènes pathologiques que je viens d'indiquer, phénomènes de la chlorose, et la diminution du nombre de globules rouges? Les pathologistes ont répondu à la question, et ont dit qu'ils sont la conséquence de la diminution globulaire et que tous doivent disparaître si, par la thérapeutique, se fait la restauration globulaire; ils visent directement, avec des préparations ferrugineuses de toute sorte et une riche alimentation, le globule, et le plus souvent le chiffre globulaire n'augmente pas; la chlorose continue son évolution et s'aggrave.

Il est certain qu'un individu pris d'une hémorrhagie foudroyante meurt quelquefois au milieu de convulsions ; les cellules nerveuses s'irritent parce que le sang tout d'un coup leur fait défaut ; le sang est nécessaire à la cellule nerveuse, comme aux autres cellules du corps, et la cellule nerveuse a besoin du sang en quantité suffisante pour bien fonctionner. Mais les symptômes de la chlorose n'ont pas de relation obligée avec le chiffre des globules; très souvent on les rencontre en dehors de l'aglobulie, sans qu'il y ait chlorose; tous appartiennent à l'irritation des centres nerveux; cette irritation entraîne, chez la jeune fille, l'aglobulie, les difficultés de la menstruation et les autres symptômes; dès que l'irritation cesse par le traitement, les globules reprennent leur taux normal, leur composition ; on constate que, si l'irritation nerveuse diminue, le nombre des globules augmente parallèlement. L'aglobulie dépend donc des centres nerveux ; ce sont eux qui entretiennent l'intégrité du sang et sont aussi cause de ses lésions. Le système nerveux, dans son ensemble, règle la circulation du sang et sa composition. Le sang, altéré dans sa composition, ne peut se réparer que par les centres nerveux, et la chlorose ne guérit que si les centres nerveux guérissent. J'ai rétabli un très grand nombre de chlorotiques qui étaient arrivés à un état de détérioration physique très profonde en me fondant sur cette pathogénie. Je ne citerai que trois observations typiques, elles suffisent à la démonstration.

OBSERVATION CIV. — Cette observation est intéressante, particulièrement parce qu'elle nous montrera le contraste des deux thérapeutiques, celle qui vise le globule et celle fondée sur la pathogénie nerveuse.

Fille de vingt-deux ans, qui est entrée à l'hôpital Rothschild en 1885 ; elle venait de passer trois mois dans un hôpital de Berlin, où elle fut nourrie de viande, de fer, de vin de quinquina ; tous les médicaments fortifiants furent prescrits et l'état ne s'améliora pas, ne fit qu'empirer.

A son entrée dans mon service, elle présentait tous les signes de l'irritation cérébrale médullaire, de l'irritation du plexus solaire. Voici les symptômes : maux de tête, vertiges, bourdonnements de l'oreille gauche, douleurs des bras et des reins, bruit de souffle rapeux à la base (premier temps), sans appétit ; elle régurgite tous les aliments et est somnolente à la suite du repas.

Elle n'est nourrie que de lait, potages, œufs, jusqu'à ce que le plexus solaire soit calmé, et alors très peu de viande et des légumes sont ajoutés au régime.

Cette fille pesait 45 kilogrammes à son entrée à l'hôpital, 46 kilogrammes huit jours après l'entrée, 48 kilogrammes au bout de vingt-quatre jours, 49 kilogrammes au bout de trente-trois jours et 50 kilogrammes au bout de deux mois ; elle engraissa de 10 livres en deux mois. Le premier jour, elle ne rendait, en vingt-quatre heures, que 600 grammes d'urine et 11 grammes d'urée ; après deux mois, elle rendait 1,200 grammes d'urine et 24 grammes d'urée.

Après deux mois, maux de tête, vertiges avaient cessé, le sommeil était revenu, les douleurs, le bruit cardiaque, avaient disparu ; il ne restait que quelques douleurs musculaires très légères. Le sang s'est enrichi d'un million et demi de globules.

OBSERVATION CV. — La même année 1885, une fille de dix-sept ans est reçue à mon hôpital. Elle présente depuis l'enfance les symptômes de l'irritation des centres nerveux et ils se sont compliqués, à la période de formation, de l'irritation du plexus hypogastrique.

Depuis l'enfance, maux de tête et vertiges ; elle est dyspeptique depuis plusieurs années.

Actuellement, mêmes symptômes, auxquels se sont ajoutés des névralgies, des palpitations, un bruit rapeux au premier temps et à la base du cœur se propageant dans les carotides. Coliques abdominales vives à chaque époque. Leucorrhée. Le nombre de globules rouges est, le premier jour, de 2,950,000 par millimètre cube et le poids de la malade est de 54 kilogrammes.

Elle séjourne à l'hôpital trois mois et elle est nourrie, comme la précédente, selon la tolérance du plexus solaire.

Les maux de tête, les vertiges s'atténuent peu à peu ; le bruit rapeux s'adoucit ; le teint qui était vert, reprend du coloris ; l'appétit reparaît, en même temps que diminuent les faits nerveux.

Le nombre de globules rouges est de 3 millions le premier jour, de 3,445,375 après quinze jours, 3,985,520 après un mois et 4,201,025 au bout de trente-cinq jours ; pendant le même temps, la richesse en hémoglobine croît de 40 μ.

En un mois, le corps gagne 1 kilogramme et en deux mois 3 kilogrammes.

L'urée s'élève de 20 à 27 grammes par litre.

Ainsi, par le traitement, tout progresse simultanément ; les centres nerveux se calment et parallèlement grandissent la richesse globulaire, le poids de la malade et l'urée.

OBSERVATION CVI. — Fille de dix-huit ans, entrée à l'hôpital la même année, 1885. Irrégulièrement réglée depuis l'âge de quatorze ans, mais forte et vigoureuse.

Elle entre en apprentissage comme modiste à dix-sept ans et, durant toute l'année, elle fait des courses tout le jour. Les centres nerveux s'irritent par fatigue physique.

Le premier jour de son entrée à l'hôpital, elle se plaint de vertige continu et est incapable de se tenir debout ; sans appétit et dégoutée de la nourriture ; palpitations, bruit de souffle cardiaque. Leucorrhée. Depuis quinze jours, elle a une violente névralgie de la tempe gauche. Elle a le teint gris. Son alimentation se compose, comme pour les précédentes, d'aliments en rapport avec l'état du plexus solaire et des autres centres nerveux, c'est-à-dire potages, œufs, légumes, café. Après un mois de traitement, le vertige avait cessé, les palpitations étaient calmées, le souffle du cœur ne s'entendait plus et l'appétit était revenu.

Le sang avait gagné 2 millions de globules et l'hémoglobine était augmentée de 20 ; les urines s'étaient élevées, en quantité, du chiffre de 350 grammes à 1,400 grammes en vingt-quatre heures ; l'urée se présentait après un mois, dans un litre, à la dose de 17 gr. 50 et la maladie avait engraissé de 12 livres.

Tout se rétablit en même temps, système nerveux, cœur, sang, urine, poids de l'individu ; l'organisme se restaure dans son ensemble, et cette restauration ne se

fait que si le système nerveux se restaure ; c'est lui qui
règle les fonctions des organes, les sécrétions, la composition du sang ; tout s'altère s'il devient malade, tout
se répare s'il guérit ; il généralise la maladie et la maladie cesse dans tout l'organisme s'il guérit ; il est le principe de la maladie et lui seul peut être l'agent du rétablissement. On comprendra que le traitement de la
chlorose, en ne tenant compte que du fait chimique,
reste impuissant.

II

URINE

La sécrétion urinaire reflète, comme le sang, l'irritation des centres nerveux ; cette irritation modifie la sécrétion dans sa quantité et dans sa composition. L'urine ne redevient normale que quand l'irritation nerveuse a cédé.

L'urine est sécrétée en moyenne chez l'individu bien portant, à la dose de 1,500 grammes en vingt-quatre heures; l'irritation nerveuse la fait déchoir à la dose de 200 et 300 grammes en vingt-quatre heures.

L'urine est formée de 940 grammes d'eau pour 1000 et de 60 grammes de matière solide, qui comprennent 28 grammes d'urée. L'irritation nerveuse abaisse le chiffre 28 souvent au chiffre infime de 3, 4, 5, 6 grammes, etc. ; cependant, chez un certain nombre de malades, la sécrétion urinaire n'est pas atteinte par l'irritation, n'est pas influencée par elle.

J'examinerai successivement les quantités d'urine excrétées en vingt-quatre heures, les quantités d'urée excrétées en vingt-quatre heures par l'individu dont les centres nerveux sont irrités.

Je rapporterai l'observation d'une jeune fille qui est venue de la province me consulter après de longues années de maladie.

OBSERVATION CVII. — Fille de dix-sept ans, malade depuis dix ans. Elle ne peut supporter ni la lecture ni la conversation ; elle ne peut plus se tenir debout ; sans appétit, elle régurgite les aliments ; elle a des douleurs œsophagiennes qui, depuis sept mois, l'empêchent de dormir. L'estomac est dilaté, les règles supprimées depuis deux ans et elle est très amaigrie. Le mal s'était aggravé progressivement avec le traitement qu'elle a suivi : promenades sur les montagnes pour respirer plus d'air, forte alimentation de viande et préparations martiales.

Je la condamne au repos absolu neuf mois, point de travail et pas d'exercice. Je commence à l'alimenter avec du lait mêlé de tisane, et peu à peu j'augmente son alimentation ; elle arrive à prendre deux potages, trois œufs, un litre et un quart de lait ; dans l'intervalle des repas elle ne mange ni ne boit ; elle ne peut arriver à tolérer du poisson qu'après sept mois de traitement.

Le régime alimentaire est invariablement le même,

le régime de vie est uniforme durant neuf mois.

Les variations dans les quantités d'urine, s'il s'en fait, ne dépendront donc que de l'organisme seul de la malade. Nous verrons, par le tableau ci-après (p. 244), ces quantités se modifier, augmenter d'une façon continue à mesure que le système nerveux se calme, à mesure que les phénomènes cérébraux, stomacaux, œsophagiens diminuent ; ces quantités grandissent sans cesse, mais grandiront avec la plus grande lenteur, avec la plus grande régularité. Elles augmentent très lentement parce que l'irritation nerveuse est très ancienne, et très régulièrement parce que le système nerveux les commande.

Il faudra six mois de traitement pour que la quantité d'urine excrétée dépasse le chiffre de 600 grammes. Le traitement est commencé en mai et je ne trouve dans le tableau suivant 700 grammes d'urine qu'en octobre ; les quantités augmentent sans cesse de trois en trois jours, diminuent un jour, puis l'ascension reprend ; elle se fait par étapes progressives qui ne varient pas, alors même que l'aliment, la boisson, sont augmentés ; et les urines n'atteignent le chiffre 1000 pour la première fois qu'en janvier, après neuf mois de traitement ; ses règles ne reviennent qu'après neuf mois de traitement.

Les quantités de sécrétion urinaire sont en rapport avec l'évolution des phénomènes nerveux. L'augmentation des urines et leur diminution après trois jours se constatent simultanément avec la diminution et l'aggravation des phénomènes nerveux, qui recommence au début, tous les trois jours. L'aggravation est toujours remplacée par une amélioration progressive.

Les quantités d'urine reflètent donc, comme je l'ai dit plus haut, l'état des centres nerveux. Le tableau ci-après prouvera que la cellule des tubes rénaux n'est pas un simple filtre laissant passer mécaniquement l'eau du sang, mais que son activité sécrétoire relève du système nerveux. Le rein ne laisse filtrer l'urine que si les centres nerveux sont consentants, à une dose normale de 1,500 grammes ; l'irritation nerveuse s'oppose au passage de l'urine ; dans l'état de santé, beaucoup de boisson peut bien accroître la quantité d'urine parce que les centres nerveux sont à l'état physiologique ; mais, s'ils sont irrités, l'urine n'augmente plus avec la boisson ; les médicaments dits diurétiques, la digitale par exemple, ne feront pas de diurèse ; c'est ce que j'ai maintes fois observé. La boisson, le médicament, n'agissent au point de vue diurétique que si les centres nerveux remplissent régulièrement leur fonction.

Dans le cas d'irritation nerveuse, boissons et médicaments restent impuissants pour faire la diurèse et ne retrouveront leurs propriétés diurétiques que si les centres sont guéris.

J'ai noté jour par jour la quantité d'urine sécrétée par cette jeune malade en vingt-quatre heures, durant huit mois. Je présente le tableau des quantités journalières

Tableau des quantités d'urine rendues en vingt-quatre heures.

JOURS	MAI	JUIN	JUILLET	AOUT	SEPTEMBRE	OCTOBRE	NOVEMBRE	DÉCEMBRE
	Quant. d'urine	Quant. d'urine	Quant. d'urine	Quant. d'urine	Quant. d'urine	Quant. d'urine	Quant. d'urine	Quant. d'urine
1er	375	500	400	450	350	450	750	500
2	400	400	600	450	350	600	850	775
3	275	250	550	450	500	700	500	900
4	300	400	300	450	500	800	800	750
5	250	250	450	450	450	550	700	750
6	280	250	400	550	550	400	550	500
7	350	300	400	400	350	350	600	850
8	400	250	450	350	500	550	820	800
9	300	300	350	350	500	825	650	800
10	250	300	500	300	600	450	750	800
11	575	300	550	300	550	750	915	700
12	500	225	550	350	300	750	800	550
13	450	300	550	450	500	525	700	900
14	450	400	550	450	450	800	800	750
15	550	250	500	350	350	810	550	600
16	450	200	650	300	250	750	700	900
17	400	350	500	350	350	550	700	750
18	300	250	550	500	350	600	850	950
19	550	450	550	300	300	850	750	750
20	350	450	450	300	300	750	750	900
21	500	600	600	350	300	850	700	850
22	600	400	550	500	375	920	750	850
23	400	300	450	400	450	650	700	900
24	550	350	450	500	600	500	850	850
25	450	300	600	600	550	350	900	750
26	600	450	500	650	550	300	550	930
27	350	570	600	450	500	350	900	950
28	325	400	450	450	350	600	800	750
29	550	350	550	500	300	600	900	825
30	350	350	300	500	400	800	750	700
31	325	—	300	300	—	—	—	750

d'urine ; le lecteur trouvera dans ce tableau le moyen
de vérifier ce que je viens de dire de l'évolution des
quantités urinaires et des relations de l'excrétion urinaire et de l'état des centres nerveux.

QUANTITÉ D'URÉE EXCRÉTÉE EN VINGT-QUATRE HEURES.

L'urée représente, dans l'urine, la plus grande
somme d'aliments azotés qui, après avoir servi à l'organisme, sont expulsés par ce liquide ; l'organisme les
restitue sous forme d'urée, à la dose de 28 grammes en
moyenne, dans l'état de santé ; cette quantité d'urée
augmentera si l'alimentation azotée augmente ; l'accroissement d'urée ne peut se faire que durant un temps
limité ; l'alimentation azotée sous forme de viande en
trop grande quantité, l'excès de viande, finissent par irriter
le centre nerveux stomacal, et alors l'urée diminuera ;
l'aliment azoté n'est plus expulsé sous forme d'urée,
subit d'autres transformations qui sont inconnues. La
chimie défectueuse répond à l'irritation des centres
nerveux ; cette chimie ne se répare que lorsque les
centres nerveux guérissent ; l'urée ne revient, comme
l'eau de l'urine, que lentement, croissant de deux en
deux jours ; diminuant le lendemain du jour où il y a

eu augmentation, puis reprenant sa marche ascensionnelle, mettant plusieurs mois pour remonter au
chiffre 28, et prenant un temps d'autant plus long pour
se refaire que l'irritation a plus duré. J'ai fait un grand
nombre d'analyses d'urée; toutes présentent le même
caractère, toutes se ressemblent. Je ne citerai qu'un
seul type qui donnera une idée de l'évolution de l'urée;
celle-ci est subordonnée à l'évolution des centres nerveux, et je constate que l'urée augmente en même
temps que les phénomènes nerveux diminuent. L'urée
vient des profondeurs de l'organisme, se produit partout; l'urine ne donne que l'urée fabriquée; les centres
nerveux qui président à la nutrition font beaucoup moins
d'urée quand ils souffrent — c'est ce que démontrera
l'observation — et altèrent la chimie de l'organisme.

OBSERVATION CVIII. — En 1886 entre à l'hôpital
Rothschild une femme âgée de trente et un ans. Tous les
centres nerveux sont irrités. Douleurs de tête, hyperesthésie de la peau et des muscles, soif intense, pas
d'appétit. Les premiers jours, elle urine 400 grammes
en vingt-quatre heures. Les urines contiennent 8 grammes
d'urée par litre. Je ne lui prescris durant quinze jours
qu'un litre de lait, deux œufs et 60 centilitres de bouillon.
Après quinze jours, j'ajoute 100 grammes de viande et
100 grammes de fécule, qui, après six jours, doivent être
supprimés, parce qu'ils sont intolérés et ramènent une
crise du plexus solaire.

Voici la progression de l'urée qui est notée jour par jour, durant soixante-dix-sept jours : l'urée est de 8,9 grammes le premier jour, elle n'atteint le chiffre 20 que le soixante-seizième jour. L'urine se sécrète le premier jour à la dose de 400 grammes et atteint le chiffre 1,500 grammes après deux mois et demi de traitement. Les chiffres d'urée sont présentés dans le tableau suivant ; ils montrent qu'au moment où j'ai donné à la malade de la viande et des légumes azotés, l'urée a continué de grandir avec la même régularité et ne s'est pas ressentie de l'apport nouveau d'une substance azotée.

Urée en vingt-quatre heures.

JOURS	QUANTITÉ D'URÉE	JOURS	QUANTITÉ D'URÉE	JOURS	QUANTITÉ D'URÉE
1	8,9	27	12	53	15
2	11,5	28	13	54	15,1
3	8,9	29	12,9	55	15,1
4	7,2	30	12	56	15
5	12,1	31	13	57	12
6	8,4	32	13,1	58	11,1
7	11,3	33	13,2	59	12
8	10,2	34	13,1	60	13,4
9	9,7	35	12,9	61	15,4
10	11,4	36	13,2	62	14,2
11	11,5	37	13,5	63	16
12	11,6	38	13,6	64	16,1
13	12,1	39	13,9	65	17
14	12,2	40	13,7	66	17,1
15	12,2	41	14	67	17,1
16	11,9	42	14,1	68	17
17	11,9	43	14	69	18
18	12,1	44	14,2	70	18,9
19	12,4	45	14,5	71	19,4
20	12	46	14,7	72	19,4
21	11,1	47	14,7	73	20
22	12,1	48	14,8	74	19,8
23	12,4	49	15	75	19,8
24	12	50	15,1	76	20
25	11,1	51	14,9	77	19
26	12,1	52	15,1		

ACIDE URIQUE.

L'acide urique est, dans l'urine, le satellite de l'urée ;
il se rencontre à la dose de 80 centigrammes en moyenne,
l'urée étant de 28 grammes ; ces chiffres indiquent une
disproportion énorme. L'acide urique est un déchet de
la matière azotée comme l'urée, mais un déchet moins
oxydé ; l'acide urique est très peu soluble dans l'eau de
l'urine et se précipite avec la plus grande facilité chez
les dyspeptiques, dans le rein, dans la vessie. La gravelle
urique se montre chez les jeunes enfants déjà, et, comme
je l'ai dit, gravelle, coliques néphrétiques sont intime-
ment associées à la dyspepsie.

Il est un groupe de malades, les goutteux, qui présentent tous le fait de dyspepsie, de gravelle, de coliques
néphrétiques ; chez les goutteux, tous les centres nerveux
sont irrités, et, par une disposition innée, à certains
jours, quand l'irritation grandit et qu'il se fait des
crises des centres nerveux, le sang se surcharge d'acide
urique et déverse son trop-plein dans toutes les parties

du corps, dans le gros orteil, dans les muscles, les articulations, les os, dans tous les viscères, estomac, rein, vessie, cœur, cerveau, etc.; la décharge urique correspond aux crises goutteuses ; la formation d'excès d'urates a son origine dans l'irritation des centres nerveux et ne cesse que si les maux de tête, les vertiges, les névralgies, l'asthme, l'angine de poitrine, ont cédé par suite d'arrêt de l'irritation.

Le goutteux est toujours un nerveux dont le système nerveux est déséquilibré par influence héréditaire, par vice de régime, etc.; il peut enrayer la maladie s'il sauvegarde son système nerveux. Dans la goutte, les symptômes nerveux ne sont pas provoqués par l'excès d'urates dans le sang; ce n'est pas l'excès d'urate, pas plus que la diminution des globules rouges, qui provoque les faits nerveux ; dans l'un et l'autre cas, la lésion sanguine est d'origine nerveuse, pour la goutte comme pour la chlorose, et l'accès de goutte dépend d'une crise des centres nerveux irrités; ce sont les centres nerveux qui sont cause de l'augmentation des urates, comme ils sont cause de la diminution des globules rouges chez le chlorotique.

SUCRE, ALBUMINE.

Je viens de dire comment les éléments normaux de l'urine, eau, urée, acide urique, sont modifiés dans leur quantité par l'irritation nerveuse. La même irritation nerveuse est souvent cause que les urines se chargent de sucre ou d'albumine ; les quantités de sucre ou d'albumine sont très variables ; elles sont de quelques grammes de sucre ou de plusieurs centaines de grammes en vingt-quatre heures ; elles sont de quelques centigrammes d'albumine, et j'ai trouvé jusqu'à 7 ou 8 grammes d'albumine par litre. Ces substances, sucre ou albumine, peuvent se trouver dans l'urine d'une manière intermittente, n'être trouvées que passagèrement ou s'y représenter chaque jour durant des mois ou des années.

Quelques grammes de sucre éliminés par l'urine n'ont que peu d'importance pour l'organisme ; il n'en est pas de même de plusieurs centaines de grammes. Si le sang charrie plusieurs centaines de grammes, il ne présente plus aux cellules des tissus qu'un liquide

impropre à leur nutrition ; il est certain que le **sang**
contient dans l'état de santé, tous les jours, une certaine
quantité de sucre, mais ce sucre se transforme, se brûle,
se convertit toujours en eau et acide carbonique ; ce
sucre est utilisé pour la vie de la cellule par la cellule
elle-même.

Dans la glycosurie, dans le diabète, le sucre ne se
transforme pas, il constitue un principe qui n'est plus
utilisé, il doit être expulsé ; au contact d'un **sang** surchargé de sucre, la cellule ne trouve plus ce qui lui est
nécessaire pour s'alimenter et vivre, elle se mortifie,
elle se gangrène, elle s'enflamme ; anthrax, gangrène,
phlegmon, pneumonie, tuberculose, cataractes, hémorrhagies cérébrales, etc., s'observent dans le diabète
grave.

Le sucre provient de l'alimentation ; le sucre que
nous consommons, les fécules qui nous servent à nous
nourrir deviennent, dans le tube digestif, glycose ; ce
glycose est absorbé par le sang chez le glycosurique,
chez le diabétique ; ce glycose reste à l'état de glycose,
il ne subit plus les réactions chimiques indispensables,
il est rendu tel quel au dehors, à l'état de glycose. Dans
le cas de diabète grave, la matière azotée elle-même,
viande, œuf, se transforme en glycose et tous les aliments, de quelque nature qu'ils soient, peuvent contribuer à en augmenter les quantités. Ainsi, chez certains
malades, la chimie de l'organisme est enrayée et ne
répond plus aux besoins de l'organisme, et cette chimie

peut devenir tellement défectueuse que l'aliment n'est
plus capable de remplir sa fonction et l'organisme succombe.

Si le glycose apparaît dans l'urine de certains nerveux, chez d'autres c'est l'albumine que charrie l'urine,
en dehors de toute maladie rénale ; l'albumine est,
comme le sucre, une substance incomplètement brûlée,
provenant de l'aliment azoté ; elle est aussi impropre
à nourrir les tissus et elle est renvoyée par l'urine ; le
sang en contient de grandes quantités, à l'état de santé,
mais elle se brûle et ne se montre dans l'urine que si la
nutrition est entravée, dans le cas de maladie ; cette albumine ne devient pas urée, acide urique, elle reste à cet
état et doit être rejetée.

Diabète ou albuminurie ne constituent pas une maladie, l'un et l'autre ne sont qu'un symptôme signifiant
désordres de nutrition. Mais quelle est la cause de ce
symptôme, de cette lésion de nutrition? Quels sont les
malades qui présentent ces faits pathologiques? C'est ce
que le médecin doit savoir, s'il veut appliquer un traitement ; il ne peut faire une médication en vue d'un
symptôme ; il ne peut guérir diabète ou albuminurie
que s'il vise la cause. C'est la cause que je dois rechercher en étudiant, par la clinique, les phénomènes qui
précèdent ces manifestations morbides et les accompagnent, en étudiant comment ils disparaissent et comment l'individu guérit.

Je présenterai quelques exemples de malades dont

les urines contiennent du sucre; les **premiers** ont du sucre qui disparaît spontanément; chez les suivants, le sucre cesse de s'excréter à la suite du traitement du système nerveux ; enfin, les derniers ont des urines chargées de glycose, qui diminue par les eaux alcalines et revient quand l'emploi de ces eaux a cessé, et, finalement, d'autres rendent une très grande quantité de sucre journellement, au delà de 100 grammes, et le diabète ne s'arrête plus. C'est le diabète grave dont l'organisme ne peut plus se défaire, diabète qui va toujours grandissant et appellera des maladies mortelles.

1° *Observations de malades chez qui le sucre cesse de s'excréter spontanément.*

OBSERVATION CIX. — M. L., soixante-deux ans. 62 grammes de sucre par litre d'urine durant quinze ans seulement. Depuis l'enfance, maux de tête; le mal de tête cesse pour faire place au rhumatisme des orteils; à la suite du rhumatisme, qui n'est plus senti, commence la dyspepsie; actuellement, l'estomac est dilaté et il souffre après le repas de serrement spasmodique de l'œsophage.

OBSERVATION CX. — M. B., quarante-huit ans. 6 grammes de sucre par litre d'urine, pendant la crise de palpitations qui dure quarante-huit heures ; la crise terminée, les urines n'ont plus de sucre. Vertige durant dix-huit ans ; le vertige fait place à l'insomnie, qui dure un an ; l'insomnie cède la place à des crises du cœur de vingt-quatre heures, caractérisées par des soubresauts du cœur. Les deux bruits cardiaques sont maintenant confondus en un seul ; la crise cardiaque est accompagnée d'expulsion douloureuse de gaz ; le plexus solaire est sensible à la pression ; c'est dans cette crise cardiaque que paraît le sucre.

2° Observations de malades chez qui l'excrétion du sucre est enrayée par le traitement que j'applique au système nerveux.

OBSERVATION CXI. — M. B., quarante-six ans. Sucre 15 grammes par litre depuis plusieurs années ; maux de tête revenant deux fois par mois pendant seize ans. Dyspeptique depuis huit ans ; lourdeur d'estomac et émission continue de gaz. Après sept mois de traitement, le sucre ne paraît plus dans les urines.

OBSERVATION CXII. — M. A., quarante ans. Sucre, 4 grammes par litre. Maux de tête violents dix ans, qui cessent, et la dyspepsie commence et dure depuis plusieurs années.

Le traitement du système nerveux enraie, en deux mois, la production de sucre.

3° *Observations de malades chez qui l'excrétion de sucre diminue par les eaux alcalines, pour reparaître lorsque les eaux alcalines ne sont plus données.*

OBSERVATION CXIII. — M. M., soixante et un ans. 60 grammes de sucre par litre depuis quinze ans ; une saison à Vichy le diminue jusqu'à 5 grammes. Six semaines après le retour de Vichy, 35 grammes par litre ; une deuxième cure à Vichy a baissé le chiffre à 12 grammes. Dyspepsie qui date de dix ans ; crampes d'estomac et gaz. Maux de tête depuis huit ans, vertige, insomnie ; actuellement, douleurs de l'épaule gauche.

OBSERVATION CXIV. — M. C., trente-huit ans. 34 grammes de sucre par litre. Dès l'âge de dix ans, dyspepsie, crises du plexus solaire et vomissements. Chaque crise du plexus solaire est suivie d'hyperesthésie des nerfs et des muscles du côté gauche du corps. A partir de l'âge de vingt-trois ans, lourdeur de tête, vertige, insomnie, bourdonnement d'oreille et affaiblissement de la vue. Le traitement de Vichy fait disparaître le sucre, qui revient après la cure.

OBSERVATION CXV. — M. R., médecin, quarante-trois ans. Sucre, 4 grammes par litre depuis dix ans. Depuis l'enfance, maux de tête. Dyspeptique dès l'âge de vingt-deux ans. Actuellement, crises des plexus nerveux intestinaux et hypocondrie.

OBSERVATION CXVI. — Mme C., soixante-treize ans. Sucre par litre: 120 grammes, que plusieurs saisons de
Vichy ramènent à 10 grammes ; le sucre remonte à
100 grammes après les cures.

A la suite de la perte de plusieurs enfants, maux de
tête, insomnie, demi-surdité, rhumatisme des genoux,
catarrhe bronchique, dyspepsie et obésité. Elle meurt
à soixante-quinze ans, de congestion pulmonaire.

Les observations CIX et CXVI mettent sous les yeux du
lecteur les types les plus communs de la glycosurie, du
diabète, qui guérissent seuls ou par l'intervention de la
thérapeutique, ou qui évoluent d'une manière continue,
grandissant sans cesse, ou encore sont modérés par le
régime des eaux alcalines, recommençant aussitôt que
les eaux alcalines ne sont plus employées. S'il note les
symptômes de chacun des malades, il constatera que
tous, sans exception, ont les symptômes de l'irritation
des trois centres nerveux, cerveau, moelle et plexus solaire; c'est cette irritation généralisée qui précède longtemps la production de glycosurie ou du diabète, elle en
est le préambule obligé ; l'irritation des centres nerveux
entraîne glycosurie ou diabète : glycosurie si l'irritation
n'est pas forte, diabète grave quand l'irritation est ancienne, violente. Le sucre s'élimine à quelques grammes,
ou à plusieurs centaines de grammes ; chez les derniers,
la cellule nerveuse est devenue incapable de faire une
bonne nutrition, de faire les réactions chimiques nécessaires à la vie ; elle est déprimée et ne retrouve plus

sa fonction physiologique ; avec cet état cellulaire, le diabétique succombe. Ce sont les grandes secousses morales, ce sont les abus de tout genre qui sont surtout cause du diabète mortel, de la dépression profonde de la cellule nerveuse. Le diabète est curable entièrement tant que la cellule nerveuse n'a pas subi une atteinte trop profonde. Ayant besoin, comme les autres cellules du corps, d'aliment, elle arrive, à la longue, à être dénourrie elle-même et elle ne retrouve plus sa valeur fonctionnelle.

Mais le diabète grave ne résulte-t-il pas de ce que les premières manifestations n'ont pas été traitées, de ce que le système nerveux a été abandonné à lui-même dans les premières années? C'est ce que la clinique nous apprendra un jour.

L'observation clinique vient de nous enseigner quels sont les individus qui deviennent glycosuriques ou diabétiques. C'est l'observation clinique qui nous instruira aussi à propos de l'albuminurie.

Le sucre est dû à l'irritation des centres nerveux; le glycosurique, le diabétique, peuvent guérir par la cessation de l'irritation.

L'albuminurie est-elle un fait de dénutrition, de nutrition vicieuse due à l'irritation nerveuse, comme la glycosurie ou le diabète?

Dans les cas de fièvre, alors que la cellule médullaire est irritée, l'urine contient quelquefois de l'albumine à faible dose, et passagèrement; mais assez souvent, la quantité d'albumine est élevée et durable dans l'urine.

J'ai trouvé des quantités qui varient depuis quelques centigrammes jusqu'à 7 et 8 grammes par litre. Cette albumine, si elle ne se rattache pas à une lésion rénale, cesse de s'excréter après plusieurs mois de traitement, alors qu'elle est due à l'irritation nerveuse et que le traitement a eu raison de l'irritation.

OBSERVATION CXVII. — M. C., quarante-huit ans, 4 grammes d'albumine par litre d'urine depuis plusieurs années; je guéris l'albuminurie après huit mois de traitement du système nerveux. Dès l'âge de vingt ans, maux de tête, vertiges, qui ont diminué dès l'âge de trente-deux ans. Actuellement, lumbago chronique qui l'empêche de se tenir debout. Dyspeptique dès l'âge de vingt-deux ans. Sensibilité du plexus solaire et gaz.

OBSERVATION CXVIII. — M. L., trente-six ans, 3 grammes d'albumine par litre; six mois de traitement du système nerveux les réduisent à 1 gramme; neuf mois de traitement la font disparaître entièrement. Les insomnies, les bourdonnements de l'oreille gauche et la dyspepsie datent de sept ans.

Il n'est pas nécessaire de produire un plus grand nombre de faits, tous se ressemblent; l'albumine ne se montre dans l'urine que si les centres nerveux sont irrités. C'est le système nerveux qui la cause, et c'est par le système nerveux que le médecin a raison de l'albuminurie; glycose ou albumine ont le même sens pathologique et ont la même pathogénie.

III

L'obésité est une autre forme de nutrition vicieuse
qui consiste en une accumulation exagérée de graisse
dans les tissus, dans les muscles, dans les viscères.

C'est l'aliment qui porte à l'organisme la graisse végétale ou animale; cette graisse se dépose dans les vésicules adipeuses, ou est brûlée pour la plus grande partie
en vue d'entretenir la chaleur du corps.

Il est un certain nombre d'individus malades chez
qui la graisse se produit en excès; non seulement les
aliments hydrocarbonés deviennent de la graisse, mais
les aliments azotés se transforment eux-mêmes en
graisse, et l'obésité grandit sans cesse si elle dure depuis
longtemps, et a tendance à durer jusqu'à compromettre
la vie. Le médecin observe souvent que cette graisse, si
elle est produite en excès, après un certain temps, diminue et disparaît; l'individu s'amaigrit et, si l'on examine

les urines, on découvre qu'elles sont chargées de sucre ;
assez souvent, l'obèse devient un amaigri et diabétique ;
cette transformation en sucre des aliments, qui a suc-
cédé à la transformation graisseuse, marque une aggravation de la lésion de nutrition. A quel état morbide
répond l'obésité? Quelle est sa cause? C'est encore à la
clinique que je demanderai la solution de la question.

OBSERVATION CXIX. — M. P., trente-cinq ans. Poids :
225 livres ; depuis trois ans, le poids augmente de 50 livres
en un an. Depuis plus de vingt ans, maux de tête,
insomnie, bourdonnement d'oreille gauche, puis coryza,
angine, palpitations. En 1878, arthrite du genou gauche.
En 1885, plexus solaire douloureux et vomissements,
trois fois par jour, de tous les aliments.

OBSERVATION CXX. — Mme R., quarante-neuf ans.
Poids : 254 livres, quoiqu'elle soit de petite taille.
Facultés de l'esprit, volonté, attention, mémoire, diminuées. Elle souffre de vertige, de bourdonnement de
l'oreille droite ; surdité de l'oreille gauche. Hyperesthésie des muscles de la nuque et hyperesthésie des
membres. Coryza, angine, palpitations. La nuit, la peur
la réveille, et dix fois la nuit elle se jette à bas du lit.
Dyspeptique depuis dix ans ; soif et nausées.

OBSERVATION CXXI. — M. R., trente-cinq ans. Anglais.
Obèse dès l'enfance, mais surtout depuis huit ans.

Dès l'enfance, maux de tête et insomnie, dyspnée. Dyspeptique à partir de l'âge de vingt-sept ans. Son poids a augmenté depuis le moment où la dyspepsie a débuté fortement, et il engraisse de 32 livres en un an.

Ces trois observations sont typiques et indiquent les gens qui deviennent obèses; tous sont des nerveux dont les centres sont irrités. Les obèses présentent tous les symptômes de l'irritation cérébrale, de l'irritation médullaire, de l'irritation du plexus solaire. Chez tous, les phénomènes morbides des centres nerveux paraissent; quelquefois ils ne se sont pas encore fait sentir, et l'individu est déjà obèse, la graisse est accumulée en excès; ce n'est que plus tard qu'ils se plaindront de maux de tête, de vertige, de bourdonnement d'oreille, de dyspnée, de dyspepsie.

L'ensemble pathologique se présente, chez l'obèse, identique à celui que j'ai constaté dans la chlorose, dans l'albuminurie, dans le diabète.

C'est une cause unique qui produit des effets multiples, mais tous reconnaissent une seule pathogénie.

L'obésité est enrayée, disparaît dès que les centres nerveux se calment, dès que le système nerveux récupère son équilibre. Lorsque l'irritation nerveuse a cessé, l'obésité cesse de diminuer; sa diminution est déterminée par les centres nerveux, et elle ne peut dépasser un certain degré, qui varie chez tous les individus, sans compromettre l'organisme; c'est le système nerveux qui est le régulateur de la nutrition.

L'obésité est d'autant plus résistante au traitement
que l'irritation de la cellule nerveuse est de plus vieille
date, et, si cette obésité a profondément troublé l'organisme, est-il toujours possible de rendre à la cellule
nerveuse sa vitalité, ses caractères physiologiques?

J'ai traité une dame de quarante-cinq ans qui, depuis
plus de trente ans, souffrait de maux de tête constants,
de vertige, de fringale; les phénomènes nerveux se sont
amendés par le traitement, et cependant l'obésité avait
persisté de longs mois avant de diminuer. Le traitement du système nerveux très souvent diminue le
poids de 25 livres en deux ou trois mois ; j'ai
recueilli de nombreux faits de ce genre, mais il y a des
cas exceptionnels d'obésité très ancienne où elle résiste
très longtemps au traitement.

Le malade (Obs. cxix) ramait journellement sur la
Tamise, de six à huit heures, et maigrissait durant ce
travail excessif, qui compromettait la cellule nerveuse ;
ce n'était qu'un amaigrissement momentané; dès qu'il
cessait de ramer, il rengraissait ; l'excès de travail
physique affaiblit la cellule nerveuse, mais ne lui
redonne pas ses qualités physiologiques ; cet amaigrissement artificiel ne ramène pas à la santé, mais à la
maladie ; l'excès d'exercice pour faire maigrir est une
erreur de thérapeutique.

CHAPITRE XV

Synthèse pathologique.

J'ai montré, par l'observation clinique, comment tout centre nerveux irrité opère pour faire la maladie et comment, dans l'ensemble, tous réunis font toutes les maladies, jusqu'aux lésions de nutrition.

C'est le système nerveux qui est l'instrument essentiel de l'esprit et du corps dans l'état de santé pour les manifestations de l'esprit, pour les mouvements du corps, pour l'entretien des fonctions des viscères, la nutrition des tissus.

Dès qu'il est irrité, le même système nerveux devient instrument de la maladie. Il me faut maintenant présenter, dans un résumé rapide, la participation de chacun des centres à la production de la maladie, grouper les opérations morbides des centres. Ce groupement présentera au lecteur la synthèse pathologique, il lui fera voir la maladie, de quelque nature qu'elle soit, sous son véritable jour ; il lui fera comprendre ce que j'ai déjà dit précédemment : que la maladie n'est pas un accident fortuit, sans lien avec les maladies antérieures ou celles qui pourront suivre ; elles sont toutes rattachées les unes aux autres ; elles sont rattachées entre elles par la chaîne nerveuse, qui les appelle, les détermine successivement. Peu importe qu'il s'agisse d'une inflammation ou d'une congestion, d'une hémorrhagie ou d'un flux, d'une affection cutanée ou de névralgies ; venant toutes de la même source, elles ne diffèrent que par les manifestations. Leur caractéristique réelle est dans leur origine nerveuse, le degré d'irritation de la cellule nerveuse, la vitalité de la cellule nerveuse, le ressort qu'elle a au moment où la maladie envahit le corps, pour résister aux désordres que produira une lésion, une hémorrhagie ou une névrose quelconque ; elle n'est pas seulement dans le désordre anatomique ; l'individu guérira de la congestion pulmonaire, d'une double pneumonie, etc., si la cellule nerveuse est capable de supporter le choc ; au contraire, si, dès le début, la cellule est débilitée quand la maladie est arrivée, l'individu succombe. Le pronostic doit être surtout déduit de l'hygiène habituelle de l'individu et de l'état antérieur.

Pour grouper les symptômes et les maladies, je commencerai par le cerveau, le centre dominant qui toujours réagit sur tous les autres, et est le rendez-vous des impressions de tous les centres ; il les influence tous et est influencé par eux.

I

CERVEAU IRRITÉ.

La cellule cérébrale irritée est toujours sentie par la conscience, réagit sur l'esprit et porte l'irritation à un champ quelconque des cellules de la moelle, et finalement au plexus solaire.

La dissociation nerveuse débute très souvent par le cerveau chez l'enfant déjà, et l'individu atteint se plaint de mal de tête, de vertige et ne peut dormir ; l'intensité de ces souffrances dépend du degré de l'irritation de la cellule ; je n'ai pas à revenir sur la description des faits.

L'esprit souffre de cette irritation cellulaire ; il éprouve soit l'anéantissement, soit l'étourdissement, ou bien quelquefois il est sidéré ; l'esprit se suspend pour quelque temps, quelques minutes ou davantage, et même il peut être sidéré d'une manière définitive ; la mort est quelquefois la conséquence de l'irritation cellulaire. L'irritation affaiblit les diverses facultés de l'esprit, volonté, réflexion, mémoire, l'attriste toujours, lui fait peur, fait l'hypocondrie.

Toute irritation de la cellule cérébrale entraîne l'irritation d'un groupe cellulaire de la moelle avec lequel les cellules cérébrales sont en rapport. Il en résultera de la faiblesse musculaire, des tremblements, l'impossibilité de parler, la fixité du regard, les troubles de la vue, les bourdonnements d'oreille, les palpitations, etc., et toutes les affections qui peuvent être dues à l'irritation de la cellule de la moelle.

Toutes les maladies d'origine médullaire peuvent être la suite de l'irritation de la cellule cérébrale; les diverses espèces de crises nerveuses se manifestent sur un pareil territoire nerveux; toutes peuvent se montrer, toutes aussi peuvent faire défaut; mais, ce qui ne manque jamais, c'est la dyspepsie; l'irritation de la cellule cérébrale cause toujours l'irritation du plexus solaire, la maladie d'estomac; celle-ci puise donc son origine dans l'organisme lui-même, indépendamment de tout régime alimentaire; elle naît d'emblée par l'influence du cerveau; l'irritation de la cellule cérébrale souvent se calme spontanément et fait place à l'irritation de la cellule médullaire. En résumé, la cellule cérébrale irritée appelle l'irritation de la cellule médullaire ou, après un certain temps, la moelle reste seule irritée, et finalement paraît la dyspepsie.

II

CELLULES MÉDULLAIRES IRRITÉES.

La moelle irritée exerce son action morbide sur un champ de cellules nerveuses tout différent du champ excité par la cellule cérébrale. Alors que la cellule cérébrale porte toujours son irritation aux cellules de la moelle, celles-ci n'irritent les cellules du cerveau que si leur irritation est violente, si les combustions organiques sont exagérées, s'il y a fièvre. Dans ce cas, le malade se plaint de la tête, de vertige et d'insomnie.

Le plus souvent, l'irritation de la moelle suit une voie descendante ; à la suite d'un froid, par exemple, la partie supérieure de la moelle est atteinte, et l'irritation se propagera de proche en proche ; un rhume de cerveau, un saignement de nez, seront les premiers phénomènes, ou bien une sensibilité morbide du nez, des douleurs nasales violentes marqueront l'irritation de la partie supérieure de la moelle. Ces faits pathologiques auront une intensité proportionnée à l'irritation ; ils seront suivis de phénomènes pharyngés, douleur, démangeaison du pharynx, angine, hémorrhagie pharyngée, amygdalite. L'irritation se propage, descend ; c'est le larynx, la trachée, qui seront affectés : laryngite aiguë, laryngite spasmodique, aphonie, et, si elle dure, il y aura laryngite ulcéreuse quelquefois ; puis le poumon lui-même est atteint de manières diverses : bronchite, congestion pulmonaire, hémoptysie, pleurésie, pneumonie, asthme pourront venir à la suite ; toutefois, chacune de ces maladies peut paraître d'emblée, et les maladies du larynx, du pharynx, du nez, n'être que postérieures ; l'irritation suit alors une voie ascendante, ce qui est plus rare, ou bien encore elle ne se présente pas du tout.

Ce que je viens de dire des organes pulmonaires peut se répéter pour le cœur. La moelle irritée peut porter l'irritation, dès le principe, dans le plexus cardiaque ; il en résultera angine de poitrine ou palpitations, altération des bruits cardiaques, endocardite et bruits de souffle organiques.

En résumé, maladies de l'organe pulmonaire ou maladies du cœur sont fréquemment l'œuvre première de l'irritation cellulaire de la moelle ; mais il n'en est pas toujours ainsi ; le rhumatisme musculaire, articulaire, cutané, aigu ou subaigu, l'arthrite, l'hydarthrose, commencent chez bon nombre la série pathologique ; ou bien ce sont des névralgies diverses, c'est la paralysie faciale qui paraît tout d'abord ; au milieu de tous ces désordres pathologiques, souvent les désordres des organes des sens, altération du goût, de l'odorat, troubles de la vue, bourdonnement d'oreille, surdité, viennent s'ajouter à ces diverses maladies, issues toutes du même principe pathogénique.

Quand ces affections multiples que je viens d'énumérer ont cédé, les observations que j'ai citées démontrent que l'irritation cellulaire de la moelle n'est pas achevée ; elle a bien produit son effet sur les organes que j'ai passés en revue ; si la maladie du poumon, du cœur, des nerfs, des muscles, des articulations a fini son évolution, l'irritation se déplace, suit son cours à cause de sa mobilité ; je note chez tous l'hyperesthésie des membres succédant au rhume de cerveau, au saignement de nez, l'hyperesthésie succédant à la pharyngite, à la laryngite, à l'aphonie, à l'hémoptysie, la névralgie intercostale venant après la congestion pulmonaire, l'hyperesthésie des membres commençant après la pleurésie, l'asthme, la névralgie sciatique, le lumbago remplaçant le rhumatisme articulaire aigu. Si la névralgie localisée dans les nerfs dentaires, par exemple, disparaît, ou bien s'il s'agit de la paralysie faciale comme premier accident de l'irritation spinale, c'est encore l'hyperesthésie de la peau, ce sont des contractions incessantes des muscles, c'est l'hyperesthésie hémiplégique qui feront suite, et laisseront l'individu souffrant de par l'irritation médullaire déplacée. La maladie ne s'éteint pas par la raison que la cellule médullaire reste irritée ; elle ne s'arrête qu'à la longue, par le traitement, mais elle ne s'éteint pas spontanément, ne laissant rien à la suite ; la longue irritation de la moelle aura préparé lentement l'irritation du plexus solaire. Tous guéris du coryza, de la laryngite, de la bronchite, de la pleurésie, des hémoptysies, de l'affection cardiaque, du rhumatisme articulaire, deviennent dyspeptiques, et la dyspepsie, si elle est mal traitée, se continuera de nouveau dans tout le système nerveux viscéral, réagissant de nouveau à son tour sur le cerveau et la moelle ; l'individu restera indéfiniment malade. La dyspepsie a donc une deuxième origine : c'est l'irritation de la cellule médullaire ; les deux grands centres, cerveau et moelle, visent toujours l'estomac, le compromettent ; ici encore, ce n'est pas par le régime vicieux seulement que cet organe devient malade ; il puise sa maladie dans l'organisme lui-même de deux côtés différents ; cerveau et moelle sont cause de dyspepsie.

Le lecteur observe ce fait général, l'uniformité d'évolution de toutes ces maladies, quelles qu'elles soient : phlegmasies, congestions, hémorrhagies, névralgies, rhumatismes ; elles sont uniformément suivies des mêmes accidents morbides, uniformément suivies de la dyspepsie. Si l'évolution ne change pas, c'est qu'un principe pathogénique, le même pour tous, les rive les unes aux autres ; si chez tous l'hyperesthésie, puis la dyspepsie continuent la maladie, c'est qu'elles sont réglées par un principe morbide supérieur qui ne varie pas dans ses effets, qui préside à leur développement, et sur lequel le thérapeutiste devra agir pour arrêter le cours de la maladie. Ce principe est l'irritation de la cellule médullaire ; celle-ci rend les viscères abdominaux malades, aussi bien que les viscères thoraciques ; elle peut propager son influence morbide dans tout le système viscéral.

I I

Le plexus solaire irrité éveille la maladie dans tout le tube digestif : estomac, gros intestin, œsophage, pharynx, bouche. En irritant les plexus nerveux du gros intestin, en irritant les cellules de la moelle, il rend malade la partie sus-diaphragmatique et sous-diaphrag- matique du tube digestif. Il commence par produire, selon son degré d'irritation, les phénomènes multiples et variables de la dyspepsie ; tous les faits de la dyspep- sie, les phénomènes propres au plexus solaire irrité, les phénomènes de l'estomac même, ne relèvent que de l'irritation ; étant d'une intensité qui lui est propor- tionnée, ceux-ci grandissent sans cesse avec l'irritation ; s'ils sont extrêmement violents, il y a émission continue de gaz, régurgitations, vomissements incessants, hé- morrhagies stomacales, dilatation considérable de l'estomac. Si les symptômes de l'estomac sont très intenses, ils sont limités à l'estomac seul, et il ne s'en produit pas ailleurs.

Le plexus solaire moins irrité amène l'irritation dans les centres nerveux des viscères abdominaux, dans la moelle, et les centres des viscères thoraciques, dans la cellule cérébrale.

Ces centres multiples sont très distants l'un de l'autre, et cependant l'irritation, en vertu de sa mobilité, se déplace sans cesse et atteint successivement tous les centres que je viens d'énumérer.

En sorte qu'à la suite de l'estomac, c'est le gros intestin, c'est l'œsophage, le pharynx, la bouche qui deviennent malades. Puis l'irritation sera sentie par chacun des viscères de l'abdomen, foie, rein, vessie, organes génitaux ; l'irritation de la moelle et du cerveau succédera à l'irritation de ces divers centres. Cette transmission indéfinie fait que l'aliment, dans l'estomac, ne produira plus les désordres de l'estomac lui-même ; mais, à la suite du repas, il produira les désordres de l'un ou l'autre organe dont le centre est irrité ; ce n'est plus de l'estomac que se plaint le dyspeptique, car ce n'est plus l'estomac qui donne des souffrances ; mais le viscère atteint à la suite de l'estomac, ou bien un centre nerveux quelconque donne ses phénomènes. La dyspepsie stomacale est donc une maladie, non de l'estomac seulement, mais qui peut se faire sentir dans le corps entier ; elle a des conséquences multiples qui engagent les viscères et les centres nerveux ; ce n'est pas à cause de l'insuffisance d'aliments qu'elle a un tel retentissement ; elle ne le doit qu'à son centre nerveux, et non pas, comme on le répète journellement, à la nature du régime alimentaire.

Les divers centres nerveux viscéraux se traduisent, quand ils sont irrités, par les mêmes symptômes : chaleur, brûlure, lourdeur, douleur et crises de douleur.

Rappelons rapidement, en vue de la synthèse, leurs opérations morbides.

L'irritation du plexus solaire détermine les accidents de la dyspepsie stomacale, que j'ai suffisamment indiqués pour n'avoir pas à les répéter. Elle se calme, puis commence l'irritation du plexus du gros intestin, entérite du gros intestin succédant à la congestion de la muqueuse stomacale ; la muqueuse du gros intestin, si l'irritation du centre du gros intestin persiste longtemps, s'altère comme la muqueuse de l'estomac, s'érode, s'ulcère, dégénère ; si l'irritation du plexus solaire dure un temps trop long, constipation, diarrhée, hémorrhagies intestinales, hémorrhoïdes et écoulements glaireux, fissures de l'anus, typhlite et engorgements des ganglions lymphatiques de l'abdomen se produiront successivement. Tous ces accidents intestinaux sont dus à l'irritation du plexus nerveux intestinal.

L'intestin grêle n'est pas atteint par le plexus solaire ; le gros intestin seulement est touché, et ses désordres fonctionnels dépendent de la dyspepsie stomacale.

Rarement ils surviennent les premiers, et, s'ils viennent les premiers, toujours l'estomac devient malade à la suite.

Cependant, je dois ajouter que, quelquefois, mais cela est exceptionnel, le plexus du gros intestin échappe aux atteintes du plexus solaire ; la fonction de défécation continue régulièrement et le gros intestin n'est pas touché.

Le plexus solaire irrité, en portant l'irritation à la moelle, détermine les faits œsophagiens : congestion de la muqueuse œsophagienne, sensibilité de cette muqueuse, contraction pénible de ses muscles, spasme musculaire, dilatation partielle de l'œsophage, hémorrhagies œsophagiennes, et, finalement, la déglutition est gênée ou rendue impossible. Il détermine aussi les accidents pharyngés : congestion de la muqueuse pharyngée, pharyngite, sensibilité de sa muqueuse, hypertrophie de ses glandes, spasme de ses muscles, et, finalement, la déglutition pharyngée est gênée ou impossible ; l'aliment est vomi alors, dès qu'il arrive au pharynx.

Enfin, le plexus solaire produit les enduits blanchâtres ou jaunâtres de la langue, plus ou moins épais, selon son degré d'irritation, les ulcérations de la muqueuse buccale, les spasmes musculaires de la langue, tels que le malade ne peut plus mâcher d'aliments solides, et les diverses altérations de la sécrétion salivaire.

Si l'on réunit ces accidents multiples, propres au tube digestif, on connaît toutes les conséquences de la dyspepsie stomacale dans le tube digestif; les uns ou les autres peuvent faire défaut; ceux de la bouche et du gros intestin manquent le plus rarement. Tous les viscères abdominaux sont solidaires du plexus solaire.

La dyspepsie stomacale est souvent suivie des maladies de ces viscères, à des intervalles plus ou moins éloignés : congestion du foie, ictère, calculs hépatiques, congestion du rein, gravelle et coliques néphrétiques, hémorrhagie rénale, altération de sécrétion urinaire, urines boueuses, chargées d'urates, de phosphates, etc., difficulté de l'émission de l'urine, émission répétée à chaque instant, incontinence d'urine ou plus rarement rétention d'urine, et, à la longue, il se fait un véritable catarrhe de la vessie, puis névralgies testiculaires, engorgements et abcès de la prostate.

Ce sont là les suites fréquentes de la dyspepsie, suites qui ne peuvent guérir que par la guérison de la dyspepsie; elles sont plus ou moins pénibles, plus ou moins douloureuses.

Mais, parmi toutes, la plus intéressante des influences morbides de la dyspepsie est celle qu'elle a sur les organes génitaux de l'homme ou de la femme: suppression des désirs génitaux ou exagération morbide des désirs génitaux, onanisme ou spermatorrhée, désordres menstruels, suppression des règles ou métrorrhagie, leucorrhée, métrite, vaginisme, fausses couches multiples, progéniture peu vivace, ou stérilité; il y a une union intime entre les organes de la génération et l'organe réservoir des aliments.

La dyspepsie, quand elle a duré un certain temps, ne s'exprime plus ni dans l'estomac ni dans aucun des centres viscéraux; elle réagit régulièrement, un certain nombre d'heures après le repas, sur le cerveau ou la moelle.

Le dyspeptique, à la suite du repas, a des étourdissements, perd connaissance, ou souffre de vertige, de mal de tête, perd toute volonté et la mémoire, est triste, a peur, ou bien est pris de névralgies, se réveillant après chaque repas, d'hyperesthésie cutanée et musculaire, de bourdonnement des oreilles, de faiblesse de la vue, et, si la dyspepsie diminue, une congestion pulmonaire, une arthrite, etc., peuvent succéder à la dyspepsie qui reviendra quand ces maladies auront cessé; c'est ainsi qu'il se fait des échanges continus entre les centres tant qu'ils restent irrités. Le repas peut encore amener des hémoptysies, des palpitations, des crises d'angine de poitrine; les conséquences de la dyspepsie peuvent être tous les phénomènes susceptibles d'être provoqués par les deux centres, cerveau et moelle.

IV

IRRITATION SIMULTANÉE DE TOUS LES CENTRES NERVEUX.

Quand tous les centres sont irrités, l'organisme est touché dans sa nutrition ; le sang s'altère, ses globules rouges et son hémoglobine diminuent ; l'eau des urines, l'urée, sont diminuées ; l'acide urique croît. L'irritation générale des centres nerveux crée l'obésité, le diabète, l'albuminurie ; chacun de ces vices de nutrition grandit avec l'irritation. L'irritation générale des centres nerveux est le terrain sur lequel se développent aussi les névroses, hystérie, épilepsie, goitre exophtalmique et goitre simple, etc.

L'irritation cellulaire, qui dissocie les centres nerveux et les met en évidence, fait paraître leurs symptômes morbides propres, montre leur action pathologique réciproque, leur action sur les organes. L'étude de l'irritation m'a appris le rôle pathogénique de chacun

des centres nerveux, leur rôle général dans la production de tout état pathologique.

L'observation clinique m'a conduit à comprendre leur
intervention ; toutes les maladies dont j'ai parlé viennent
donc des centres nerveux.

La synthèse pathologique nous montre l'unité d'origine de la maladie, la simplicité de l'étiologie ; la nature
réalise, avec un point de départ qui ne change pas, les
manifestations morbides les plus disparates, qui se
transforment sans cesse.

L'organisme lui-même réalise la maladie ; l'expression de la maladie ne varie que peu, quels que soient
l'âge, le sexe de l'individu, et cette expression, dans ses
nuances diverses, est toujours dépendante de la cellule
nerveuse.

Tout un groupe de maladies ne paraît pas dans le
tableau pathologique que présente cette synthèse ; ce
sont les maladies venant du dehors, de l'atmosphère,
les maladies virulentes transmises par l'air ; dans ces
maladies, c'est le système nerveux qui supporte encore
le choc des virus, c'est lui qui est chargé de résister au
virus, qui défend l'organisme contre l'invasion microbienne. Les symptômes sont ceux des centres nerveux
et les manifestations sont celles déterminées par le système nerveux. Dans les fièvres infectieuses, la sympto-
matologie est celle des centres nerveux ; ceux-ci font les
maladies directement et, si l'organisme est empoisonné
par des miasmes, par des virus, c'est lui encore qui se

montre et est chargé de réagir contre ces miasmes, ces virus; il est chargé de lutter pour défendre l'organisme contre les atteintes extérieures.

CHAPITRE XVI

Observations cliniques.

Je n'ai, pour toutes les observations cliniques que j'ai consignées dans les chapitres précédents, relaté que les faits principaux ; je les ai données aussi sommaires que possible.

Il est intéressant, à propos de la synthèse pathologique, d'en présenter quelques-unes plus détaillées, montrant comment, par les erreurs de l'hygiène, la maladie commence dès la naissance et se continue indéfiniment s'il ne lui est pas opposé un traitement déduit de la nature même de la maladie, ou bien encore comment elle débute dans l'enfance, vers cinq ou six ans, comment, chez la femme, la production des règles est souvent et très souvent la cause première de la maladie qui se prolongera toute la vie et peut amener une mort prématurée ; enfin, je rapporterai un dernier type si commun de gens vigoureux qui, par excès de travail et d'ambition, désorganisent leur système ner-

veux et se rendent malades ; ce sont là les types principaux les plus fréquents qui s'adressent au médecin.

OBSERVATION CXX. — Femme de trente-cinq ans,
malade depuis la naissance, et la maladie dure, en se
transformant, depuis trente-cinq ans. Elle naît faible,
chétive et mal développée à sept mois. Sa mère, femme
nerveuse, la nourrit et n'a qu'une quantité insuffisante
de lait ; elle complète la ration alimentaire selon l'usage
de l'époque, il y a trente-cinq ans, avec de la viande et
du vin ; ce régime déplorable irrite le plexus solaire et
l'enfant est prise de vomissements et de diarrhée.

Le plexus solaire, à la longue, communique son irritation à la cellule médullaire, et la cellule médullaire
détermine la fièvre et des bronchites qui se répètent cinq
fois, de deux à sept ans. La maladie continue son
évolution ; à neuf ans, la malade a des oreillons qui
la rendent très souffrante ; à onze ans, c'est la rougeole
qui paraît.

L'irritation passe, à l'âge de douze ans, de la cellule
médullaire à la cellule cérébrale, et l'irritation nerveuse,
qui dure depuis douze ans, commence très forte dans la
cellule cérébrale ; elle a, trois ou quatre fois la semaine,
d'atroces maux de tête, accompagnés de perte presque
complète de connaissance, d'une cécité complète se prolongeant six à huit heures, de frémissements des membres et d'insensibilité de la peau.

L'irritation de la cellule cérébrale dure deux ans et

cesse spontanément ; c'est que la jeune fille arrive à une nouvelle période de l'évolution organique : elle se règle ; c'est le plexus hypogastrique qui entre en jeu ; il substitue son irritation à celle de la cellule cérébrale ; il donne des crises de douleurs pendant deux ans ; les règles viennent insuffisantes, irrégulières et elles ne commencent à se régulariser qu'après deux ans. Le plexus hypogastrique se calme et repasse l'irritation à la cellule de la moelle. Dès l'âge de quatorze ans jusqu'à dix-sept, elle souffre de rhumatisme de l'épaule.

Cette irritation généralisée des centres nerveux amène la diminution des globules rouges du sang et une chlorose, accompagnée de toux nerveuse si grave que plusieurs médecins la déclarèrent tuberculeuse. Elle se marie à l'âge de vingt et un ans, et le retour annuel des bronchites durant dix ans, de vingt à trente ans, faisait croire au médecin que la crainte de la phtisie n'était que trop justifiée.

La bronchite disparaît à trente ans et est remplacée par une fièvre intense de trois semaines ; cette fièvre, si souvent d'origine nerveuse sans intoxication virulente, donne lieu à une nouvelle erreur de diagnostic : elle en impose pour une fièvre typhoïde.

Cette fièvre est remplacée par des crises du plexus solaire ; la dyspepsie reparaît, se complique de crises des nerfs lombaires et des muscles lombaires durant vingt-quatre heures, crises se terminant toujours par des vomissements ; ces crises douloureuses arrachent des cris vingt-quatre heures, et la malade, dans ces crises, a la sensation d'un poids considérable qui écrase les côtes et les reins.

Les crises du plexus solaire cèdent le terrain à la diarrhée qui durait depuis un an. Le jour où, pour la première fois, elle est venue me consulter, c'est-à-dire à l'âge de trente-cinq ans, elle était sans sommeil, condamnée à la position horizontale parce que les douleurs musculaires l'empêchaient de s'asseoir, de se tenir debout, de marcher, incapable de vaquer aux soins du ménage ; trente-cinq ans de maladie l'avaient réduite à ce misérable état.

J'indiquerai plus tard les divers traitements qu'elle avait suivis et qui la laissèrent malade trente-cinq ans de suite, le mal s'aggravant sans cesse.

Je la soignai deux ans ; maux de tête, crises lombaires, crises du plexus solaire, diarrhée, cessèrent ; les douleurs musculaires disparurent ; elle retrouva le sommeil, la force ; elle s'occupe maintenant de son intérieur, se promène chaque jour et peut marcher deux heures sans fatigue. Deux ans ont suffi pour restaurer les centres nerveux, et cette femme, malade depuis la naissance, n'a commencé à avoir la santé complète qu'à partir de l'âge de trente-sept ans, c'est-à-dire quand tout le système nerveux était redevenu silencieux ; elle n'a pas eu d'enfants.

Voilà un premier exemple de malade qu'il est impossible de comprendre si le médecin ne voit pas derrière

tous ces faits morbides les centres nerveux qui les produisent et les font durer, et surtout qu'il est impossible
de traiter au profit du malade, si le médecin n'entrevoit
pas l'origine de ces maladies si diverses se succédant
d'une manière continue; il ne peut même pas faire un
diagnostic précis, comme le montre cette observation,
et il est exposé à des erreurs incessantes, rapportant tantôt les bronchites se répétant, compliquées de chlorose,
à la tuberculose, tantôt la fièvre purement nerveuse à
la fièvre typhoïde.

C'est grâce à l'insuffisance de la pathologie actuelle
et aux erreurs de la thérapeutique que cette malade a
passé toute son existence dans la maladie et n'a pour la
première fois joui de la santé que très tard dans la vie,
quand je l'eus parfaitement guérie.

OBSERVATION CXXI. — Voici un deuxième cas d'un
jeune homme de vingt-sept ans qui me consulte de province par correspondance. Il est malade depuis vingt
et un ans, il commence à souffrir à l'âge de six ans ; le
plexus hypogastrique s'irrite le premier dès l'âge de six
ans ; il sent une lourdeur, des brûlures dans le canal de
l'urèthre et il lui semble que le canal est chargé d'un
corps étranger ; ces impressions durent depuis cette
époque.

A l'âge de quatorze ans, la cellule médullaire s'irrite :
bourdonnement de l'oreille gauche et, à la suite, surdité de cette oreille. A quinze ans, c'est le plexus solaire

qui devient sensible : crampes d'estomac, dilatation
de l'estomac et gaz. Enfin débute l'irritation de la cellule cérébrale ; il se plaint de maux de tête, de vertige ;
il est triste et hypocondriaque.

Tous les centres nerveux sont touchés, tout l'organisme est atteint et la maladie s'est développée par son hygiène, par ses traitements multiples. C'est un désespéré
qui se croit incurable ; il est le jouet des perceptions innombrables que lui donnent tous les centres nerveux.

OBSERVATION CXXII. — Le troisième exemple est celui
d'une femme de mon hôpital, femme de cinquante-huit
ans, qui est bien portante jusqu'à onze ans, époque de la
menstruation ; elle est malade depuis quarante-sept
ans.

Voici son histoire pathologique : le plexus hypogastrique s'irrite à onze ans ; chaque mois, perte énorme de
sang, perte qui la laisse fatiguée une grande partie du
mois.

A vingt ans, elle se marie, et le mariage augmente
les hémorrhagies menstruelles. Elle devient enceinte à
vingt-deux ans, et elle met au jour un enfant qui meurt
à deux mois.

La cellule cérébrale s'irrite à la suite de l'accouchement, et alors débutent les douleurs de tête, avec perte
de connaissance, douleurs se prolongeant vingt-quatre
heures. Aux maux de tête succède la dyspepsie :
crampes d'estomac et ictère qui durent six mois.

Les règles s'arrêtent définitivement à trente-six ans.

Pneumonie à quarante-six ans, et, à cinquante-trois ans, diarrhée durant un an, enrayée brusquement par des purgatifs. La cellule médullaire s'irrite de nouveau quand la diarrhée est enrayée brutalement. La bronchite, une endocardite caractérisée par bruit de souffle au deuxième temps et à la pointe du cœur, se développent. Actuellement, l'hydropisie est généralisée, la nutrition est profondément altérée, les urines renferment 30 grammes de sucre par litre.

Cette femme est restée malade quarante-sept ans et meurt actuellement de bronchite chronique et d'endocardite, les lésions finales ; elle a continué la maladie depuis quarante-sept ans et succombe aux chocs qu'a produits d'une façon incessante la maladie, qui se réveille continuellement de par les centres nerveux, et à l'affaiblissement progressif de son organisme ; celui-ci maintenant est devenu incapable de résister aux complications pulmonaires et cardiaques ; celle-ci aussi est restée malade la plus grande partie de son existence et meurt sans presque avoir connu la santé. Que d'exemples de ce genre dans la société, dont la vie, toujours tourmentée par le mal, ne leur laisse pas de repos pour le travail, les rend inutiles à la famille et à la société, les rend impropres au mariage, à la procréation, ou bien, s'ils ont des enfants, ceux-ci sont misérables, maladifs et disparaissent avant l'heure !

Le système nerveux irrité affaiblit les parents, et

ceux-ci ont une descendance malingre et chétive qui n'a pas de ressort pour vivre, et vivre tranquillement et sans maladies.

OBSERVATION CXXIII. — Je rapporterai encore un dernier exemple de la dissociation nerveuse, qui ne commence qu'à quarante ans. Bien portant jusqu'à cet âge, c'est un ouvrier qui, par son travail, son intelligence, devient un des grands industriels de Paris. Il vient me consulter quand la maladie l'avait affaibli depuis quatre ans.

Voici son passé. Apprenti mécanicien à treize ans, il travaille douze heures par jour; après le travail du jour, il assiste, le soir, deux heures, à un cours de dessin; il ne donne que quatre heures au sommeil; l'apprentissage terminé, il passe en Angleterre, un an, dans un atelier de mécanicien et devient contremaître, l'année expirée.

La guerre de 1870 le rappelle en France; il s'engage dans un bataillon de marche, couche sur le sol froid et humide le plus souvent; la fatigue des marches, le froid, la mauvaise alimentation ne l'éprouvent pas, il reste bien portant.

En 1872, il devient patron, sans aucune fortune; il travaille le jour, dessine le soir, fait sa correspondance la nuit et il a une première médaille à l'Exposition de 1878. L'excès de travail intellectuel, les responsabilités, les soucis avaient impressionné à l'excès la cellule cérébrale, il perd le sommeil, a des cauchemars, ne rêve que de machines. L'irritation de la cellule cérébrale entraîne la perte de connaissance; le système nerveux étant atteint, il a des vertiges, des étourdissements, de l'angoisse; il ne peut plus ni lire ni écrire, il ne peut plus marcher, la peau et les muscles s'hyperesthésient et il devient dyspeptique.

A la première consultation, je le trouve désespéré, se croyant menacé de la ruine, incapable de travailler et se croyant pour toujours incapable de reprendre le travail. L'estomac est dilaté à 8 centimètres au-dessous de l'ombilic. Je l'encourageai et lui imposai un régime à suivre plusieurs mois; je continuai le traitement durant deux ans; il se rétablit entièrement, il reprit ses travaux, et l'Exposition de 1889 le récompensa d'une grande médaille d'or.

Voilà assez d'observations pour que le lecteur puisse suivre les opérations morbides des centres nerveux qui commencent aux diverses époques de la vie, dès la naissance si les parents dirigent mal l'hygiène du jeune enfant, dans le cours de la vie, à la période menstruelle si elle est trop laborieuse, ou bien qui ne paraissent que dans la maturité, si nous abusons de notre système nerveux. La maladie peut toujours être enrayée par la thérapeutique bien comprise, et, si la thérapeutique n'est pas comprise, elle se prolonge et nous tue.

CHAPITRE XVII

La cellule nerveuse et le microbe.

Le lecteur sait maintenant comment la cellule nerveuse fait toute la maladie, et comment elle contribue à la guérison, en se débarrassant de l'irritation.

Dans ces dernières années, une nouvelle espèce de maladies, espèce qui contient un grand nombre de types différents, est venue prendre une place importante en pathologie. Ce sont les maladies microbiennes, les maladies par infections miasmatiques, virulentes, qui n'ont plus leur source dans l'organisme humain, mais dont l'organisme puise la source au dehors, dans l'atmosphère.

Cette pathologie nouvelle, créée par Pasteur, est venue surprendre le médecin, alors que la pathologie humaine, ne se composait encore que de faits multiples sans lien, de maladies sans lésion et de maladies avec lésion.

Cette science nouvelle est venue s'établir à côté d'une

science pathologique non encore faite, dans laquelle le rôle du système nerveux n'était pas compris. Il en est résulté que, voulant appliquer trop vite les données de la science pastorienne, on a attribué au microbe ce qui est le fait de la cellule nerveuse, dans la dyspepsie par exemple, dans la diarrhée. On a appliqué à des maladies inflammatoires, pneumonie et pleurésie, des traitements antiseptiques, laissant de côté les traitements antérieurs consacrés par l'expérience.

Il importe de se demander ce qu'est le microbe, alors qu'à la base de la pathologie on se rend compte du rôle du système nerveux.

Tant que la cellule nerveuse est forte, puissante, chez l'individu bien constitué, qui a une bonne hygiène, le microbe n'est pas à craindre. Il ne devient dangereux, il ne peut pénétrer dans l'organisme que du jour où la cellule nerveuse est affaiblie, n'a plus de ressort pour la vie.

Toutes les cavités ouvertes du corps, le nez, la bouche, l'estomac, l'intestin, le vagin, sont chargées de milliers de ces micro-organismes, qui s'y trouvent à l'état de lettre morte. Ces micro-organismes tendent tous à la vie, tendent à se développer; ils ne peuvent se développer et vivre qu'à la condition de trouver dans l'individu l'aliment qui leur est nécessaire. Ces aliments sont multiples: leucine, guanine, tyrosine, etc.; ce sont ceux dont ils ont besoin pour se nourrir, pour grandir et végéter à l'infini.

Quand ils les ont rencontrés, alors seulement ils peuvent arriver à franchir la barrière que l'organisme leur présente de tous côtés. Ils ne peuvent pénétrer que s'ils sont vivants.

L'aliment dont ils ont besoin, ils le rencontrent chez l'alcoolique, chez le diabétique, chez les individus dont le système nerveux est prostré.

Celui qui a une bonne hygiène et est surpris par un froid peut être affecté de pneumonie ou de pleurésie; la pneumonie durera cinq, sept ou neuf jours et elle disparaît; le médecin n'a pas à craindre l'invasion microbienne. S'il contracte une pleurésie, ce sera une pleurésie séreuse, durant trois ou quatre semaines, n'arrivant pas à la suppuration; c'est là la pneumonie franche et la pleurésie franche. C'est la cellule nerveuse qui a fait la maladie; c'est elle qui, en se débarrassant de l'irritation, présidera au rétablissement.

Chez l'alcoolique et le diabétique, il n'en est pas de même; la cellule nerveuse est malade, irritée; elle n'est plus apte à faire une bonne nutrition; cette nutrition vicieuse engendre les produits de mauvaise nature que j'ai indiqués, guanine, tyrosine, etc. Le microbe y trouve ses aliments, et alors il pourra vivre, envahir l'organisme, infecter le sang, les viscères, la cellule nerveuse. Ceux-ci seront alors encombrés de milliards de microbes, qui empêcheront ces différents organes de remplir leur fonction. L'organisme succombera sous les coups que lui portent ces intrus venant de l'extérieur

L'alcoolique et le diabétique périront, en quelques jours, par la pneumonie infectieuse. La pleurésie, chez eux, sera purulente. Ils sont la victime prédestinée du microbe, et la médication microbicide qu'on peut leur appliquer sera de nul effet.

Les médecins se sont effrayés à l'excès du microbe et ont, à tort, inspiré la peur au public, qui est devenu craintif et poltron. Toute éraillure de la peau, toute éraillure d'une muqueuse leur ont paru comme une porte ouverte à l'invasion, et ils ne pouvaient se rendre compte que cette éraillure, cette solution de continuité de la peau ou de la muqueuse ne valent que ce que vaut la cellule nerveuse. Si celle-ci est affaiblie, toute solution de continuité, toute éraillure sont dangereuses. Il n'en est plus de même lorsque le système nerveux a conservé sa puissance.

L'homme dévoré par le microbe, c'est le vieil arbre rongé par les champignons et les insectes : l'arbre n'a plus de ressort pour la vie ; il est envahi par des individus qui viennent vivre à ses dépens et précipiter sa fin.

Si la science pastorienne a déjà rendu de si grands services à plusieurs sciences, à la science chirurgicale, à la gynécologie, à l'hygiène, c'est que ces diverses sciences ont été à même d'appliquer à propos les remarquables données de Pasteur.

A la suite d'une opération chirurgicale grave, opération qui secoue tous les centres nerveux, la cellule nerveuse est fatiguée et aurait tendance à faire une mauvaise nutrition; en se servant des médicaments microbicides à la surface de la plaie, en évitant le contact de la plaie avec l'air extérieur, le chirurgien empêche le microbe de pénétrer, et cependant l'opéré succombe quelquefois aux seules violences qu'a subies, par l'opération, la cellule nerveuse. La femme accouchée a un système nerveux déprimé par la grossesse, par le fait de l'accouchement; elle présente dans l'utérus une véritable plaie béante, où le microbe trouverait une entrée très facile. L'accoucheur, armé des principes que lui a enseignés Pasteur, introduit dans l'utérus des solutions de médicaments antiseptiques; il tue le microbe et met la femme accouchée à l'abri de la fièvre puerpérale. L'accoucheur est arrivé à enrayer ces épidémies de fièvre puerpérale, qui ont, à toutes les époques, fait tant de ravages parmi les accouchées.

L'hygiène a bénéficié, comme la chirurgie et la gynécologie, des données pastoriennes. Ainsi, pour les épidémies, pour certaines maladies contagieuses telles que le choléra, l'hygiéniste arrive à arrêter la marche progressive de l'épidémie, devant laquelle, il y a trente ans, on paraissait encore complètement désarmé. L'épidémie continuait son invasion, les médecins ne sachant où s'adresser pour l'enrayer.

L'œuvre de Pasteur a déjà eu, au point de vue de l'humanité, de la conservation, de la préservation des maladies, les plus heureux effets; mais il importe de ne pas l'appliquer mal à propos, au hasard, de ne pas user de cette œuvre quand même.

Lorsqu'une théorie nouvelle s'est produite en pathologie ou qu'une science parallèle à la pathologie a découvert un fait inconnu, les thérapeutistes se sont hâtés d'en user et ont été obligés de l'abandonner ultérieurement parce qu'on en usait mal à propos pour une pathologie imparfaite.

La théorie de la congestion, de l'inflammation de Broussais a été cause que, durant vingt ans, la saignée a été employée pour le plus grand nombre de maladies ; puis elle a été abandonnée.

J'ai été atteint, dans ma jeunesse, de fièvre typhoïde ; mon médecin se trouvant encore influencé par les idées de Broussais, m'appliqua sur l'abdomen en plusieurs fois des sangsues et me condamna à une diète sévère durant des semaines ; aussi ma convalescence, très pénible, dura une année.

Actuellement, les idées pastoriennes ont fait adopter, dans la fièvre typhoïde, les bains répétés froids, les purgatifs pour débarrasser le tube digestif de matières dites putrides, les désinfectants.

Dans mon service d'hôpital, où je n'ai eu qu'un minimum de mortalité, je ne donnais jamais de bains dans la fièvre typhoïde ; je ne donnais pas de purgatifs ; si les malades avaient de la diarrhée provoquée par un purgatif administré en ville, je me hâtais de l'arrêter avec du bismuth ; je les nourrissais de lait, quelquefois 2 et

3 litres, et j'obtenais la guérison même de ceux très gravement atteints, et la convalescence ne se prolongeait pas.

Galvani ayant découvert l'électricité statique, les médecins en usèrent pour toutes les maladies et annoncèrent qu'on pourrait même, avec cette électricité, ressusciter les morts. Le désenchantement vint et la thérapeutique ne sait pas encore exactement ce que l'on doit attendre de l'agent électrique.

Bon nombre de jeunes médecins m'ont dit que, dans le traitement des maladies, la science nouvelle des microbes leur a donné bien de l'embarras.

Ce n'est qu'en étudiant la pathologie sous le jour nouveau que présente ce livre, qu'on pourra sérieusement savoir ce que vaut le microbe dans les maladies internes, et la médication antiseptique.

CHAPITRE XVIII

Etiologie des maladies.

I

Les faits cliniques que j'ai cités dans ce livre ont démontré que toute irritation d'un centre nerveux est cause de maladies, et que l'évolution de l'irritation, sa transmission d'un centre à un autre, ou sa transmission le long d'un même centre (moelle), fait la succession des maladies.

Pour découvrir les causes de maladies, il suffit donc de rechercher les causes d'irritation des centres.

On peut dire, d'une manière générale, que tout centre nerveux trouve l'irritation dans sa fonction. Tantôt il la puise dans le monde extérieur, tantôt elle lui vient de l'organisme même.

Les centres nerveux portent à l'organisme toute la matière qui lui est nécessaire pour s'édifier, matière atmosphérique, lumière solaire, chaleur solaire, matière alimentaire, matière morale et intellectuelle ; si ces espèces diverses de matière ne sont pas appropriées à la cellule nerveuse, le centre, qui en est touché, s'irrite. Ainsi, un froid vif qui surprend les nerfs sensitifs de la périphérie du corps sera une cause d'irritation de la cellule de la moelle; un aliment ou une boisson qui arrivent dans l'estomac peuvent être intolérés par le plexus solaire, et ce centre nerveux s'irrite ; ce sont là des exemples d'irritation provoquée par la matière venant du dehors.

J'ai montré précédemment que, dans l'organisme même, un centre irrité peut être cause d'irritation d'un centre quelconque ; mais ce ne sont pas seulement les centres nerveux qui amènent l'irritation d'un autre centre. L'esprit lui-même est très fréquemment cause d'irritation des centres nerveux, du centre cérébral le plus ordinairement, du centre de la moelle ensuite, ou bien encore de quelque autre centre. L'esprit ne fonctionne qu'en usant des centres nerveux, en réagissant sur eux; l'esprit de chaque individu a une capacité d'effort, de travail, de réflexion, d'impressionnabilité morale déterminée ; toutes les fois qu'il s'impose un effort, un travail, une somme de réflexion qui dépassent ses moyens, il souffre, il a conscience de la fatigue, et il irrite les centres nerveux ; si un chagrin, des préoccupations ne sont pas proportionnés à son impressibilité, il se sent affaissé, et il irrite les centres nerveux. Le travail intellectuel le fatigue beaucoup plus facilement que le travail physique, et le cerveau est plus irritable que la moelle ; cela tient à ce que, pour le premier travail, il est obligé de rentrer en lui-même et de continuer l'effort ; pour mettre en mouvement le corps, il n'a qu'à vouloir, et la cellule médullaire lui obéit et fait contracter le muscle.

Le cerveau est plus irritable que la moelle parce qu'il est continuellement mis à contribution par l'esprit et qu'il est toujours chargé d'idées, de mots, etc., que l'esprit dépose dans sa cellule après les avoir formés ; la cellule cérébrale n'a, pour ainsi dire, pas de repos ; il n'en est pas ainsi de la cellule médullaire, qui se repose après le travail. Les expérimentateurs ont observé la fatigue musculaire, la diminution de forces musculaires même, à la suite du travail intellectuel ; ce qui démontre l'action de la cellule cérébrale sur la cellule médullaire.

L'excès d'effort de l'esprit pour le travail physique peut aussi produire l'irritation de la cellule médullaire ; le surmenage physique épuise l'esprit comme le surmenage intellectuel, mais le premier est bien plus long à se produire que le deuxième.

L'excès d'effort de l'esprit, les secousses morales trop violentes qu'il subit peuvent retentir dans un centre nerveux viscéral quelconque et l'irriter.

La maladie vient donc tantôt du dehors, tantôt de l'intérieur.

Il y a bien d'autres sources extérieures de maladies : l'organisme dépend du milieu ambiant, à bien d'autres points de vue que je dois examiner.

II

L'organisme humain a besoin d'être touché à sa périphérie par la lumière solaire ; il faut qu'elle lui arrive
en quantité suffisante, ou bien il s'étiole, à la façon d'une
plante ; l'insuffisance de lumière fait l'irritation des
centres nerveux, et il en résulte l'altération de nutrition,
le sang se déglobulise, perd son albumine, l'appétit
disparaît, les forces musculaires diminuent, le teint
devient blafard. L'observation peut être faite journellement chez l'habitant des grandes villes, logé dans des
rues étroites, dans des appartemeuts rétrécis ou dans
les sous-sols bàtis par la cupidité humaine.

Les cellules nerveuses n'ont toute leur activité que si
elles sont largement éclairées par le soleil. L'air res-
piré lui-même n'est bon à l'organisme que s'il est traversé par le rayon lumineux ; l'air d'une chambre
obscure vaut moins que celui d'une chambre très
claire.

L'air atmosphérique ne peut, un instant, faire défaut

à l'organisme, sans que la cellule ne s'irrite immédiatement ; il est nécessaire pour les combustions, les réactions chimiques ; s'il est insuffisant, promptement par irritation des centres, il se produit des maux de tête, vertiges, perte de connaissance, le sang perd sa coloration normale.

L'organisme qui utilise l'air atmosphérique le rejette sous forme d'acide carbonique, de vapeur d'eau et rejette une certaine quantité de matière virulente. Il faut que ces produits de la respiration ne s'accumulent pas dans le milieu où l'individu respire ; leur accumulation a le même effet sur les centres nerveux que l'insuffisance d'air ; c'est pour ce motif que l'accumulation d'individus dans un même espace étroit, dans les dortoirs de pensions, dans les ateliers, dans les villes, est une source de détérioration nerveuse. Le bacille tuberculeux, qui est inconnu sur les montagnes, pullule dans les grands rassemblements humains, où la cellule nerveuse rencontre tant de causes d'irritation. Les grands rassemblements humains sont cause, dans les villes, d'infection tuberculeuse. Il faut ajouter à la mauvaise influence de l'air celle de la mauvaise hygiène générale.

Ce n'est pas seulement un manque de lumière, un manque d'air ou un air trop chargé des produits de la respiration qui irritent les centres ; pour que ceux-ci conservent leurs qualités physiologiques, il est nécessaire que cet air soit soumis à une pression barométrique toujours uniforme de 76 centimètres. Toute variation barométrique, même faible, éveille les douleurs chez les nerveux ; il les sent, vingt-quatre heures, avant que le baromètre n'ait annoncé aucun changement de pression ; il est plus sensible que le baromètre.

Le mécanisme respiratoire de l'homme, pour amener dans le poumon de l'air, sous la pression que j'ai indiquée, ne peut supporter ni une pression atmosphérique augmentée, ni une pression diminuée ; il est astreint à la pression de 76 centimètres ; s'il ne l'a point, tous les centres nerveux s'irritent. Les physiciens qui sont allés à 6,000 mètres de hauteur, pour faire des observations, ont eu immédiatement maux de tête, vertiges, bourdonnements d'oreilles, accélération de la respiration, de la circulation ; ils ne pouvaient plus se mouvoir, ni parler et, lorsque d'autres expérimentateurs plus hardis ont essayé des ascensions plus grandes encore, en se munissant de ballons d'oxygène pour avoir assez d'air respirable, ils avaient oublié les exigences du mécanisme respiratoire. A cette hauteur kilométrique, l'esprit a perdu toute énergie et est devenu incapable de mettre en action les centres nerveux ; le centre bulbaire ne peut plus soulever la cage thoracique, et l'oxygène qu'ils avaient emporté ne pouvait être utilisé ; aussi, deux sur trois ont succombé, et le troisième n'a été sauvé que par l'état syncopal dans lequel il était tombé à la suite de l'ascension. La pression diminuée est nuisible aux centres nerveux comme la pression augmentée ; l'homme est fait pour respirer au niveau de la terre et ne peut quitter ce milieu sans devenir malade. Il peut bien arriver à vivre sur les montagnes de moyenne hauteur, mais il faut qu'il s'y acclimate ; son centre bulbaire y est tenu à plus de travail ; il y consomme plus d'oxygène, a besoin de plus de nourriture et, grâce à ce nouveau milieu, marchant davantage, exerçant ses muscles, il acquiert de la vigueur. A la longue, la race montagnarde se distingue de la race des plaines par une plus petite taille, mais par une plus grande résistance ; la cellule nerveuse y devient plus active, plus forte.

Les centres nerveux sont sensibles à la température extérieure, comme ils le sont à la lumière solaire, à la pression atmosphérique. Ce qu'ils supportent le mieux, c'est un climat à température moyenne, avec des changements de saison qui se font lentement. L'homme les garantit en modifiant son hygiène selon les saisons. Il change son régime alimentaire, ses vêtements ; il travaille moins et mange moins l'été que l'hiver ; et cependant si la cellule nerveuse est fatiguée, c'est aux changements de saisons surtout que les centres nerveux s'irritent ; c'est aux changements de saisons qu'il contracte des maladies pulmonaires, des rhumatismes, des affections du tube digestif, etc.

Les centres nerveux se trouvent mal des températures extrêmes, du froid des pôles ou de la chaleur des tropiques. Les centres nerveux ont charge d'entretenir le foyer de chaleur de l'organisme à 37°, foyer de chaleur qui ne varie, de la naissance à la mort, que de quelques dixièmes de degré ou un degré, diminuant la nuit durant le sommeil et se relevant le matin. Cette chaleur est nécessaire à l'esprit et au corps ; si elle s'élève trop ou s'abaisse trop, l'esprit et le corps ne peuvent plus s'acquitter de leur fonction ; c'est la cellule nerveuse qui a charge aussi de la ramener à son taux de 37°, soit qu'elle ait dépassé ce chiffre ou qu'elle lui soit inférieure.

L'organisme humain rayonne comme tous les corps et tend à prendre de la chaleur au milieu ambiant fortement chauffé, ou à en donner à un milieu froid. Ce sont les centres nerveux qui ont mission de protéger l'organisme et de maintenir la chaleur uniforme ; aussi, dans les pays chauds, le centre bulbaire et la moelle interviennent pour augmenter les exhalations cutanées et pulmonaires et refroidir le foyer ; dans ce milieu, le plexus solaire s'irrite, l'appétit baisse, l'esprit est apathique et incapable d'effort ; le contraire se produit dans les régions froides, dans le milieu froid ; le centre bulbaire et la moelle enrayent les exhalations cutanées ; l'homme intervient pour réparer les pertes que fait le foyer ; il déploie une grande activité, marche d'avantage, use de plus de nourriture et de boissons alcoolisées.

Dans ces deux milieux chaud et froid, les centres nerveux sont surmenés, et trouvent maintes occasions de s'irriter.

L'homme dépend donc, toujours et en tous lieux, du milieu ambiant, du milieu physique ; il se doit garder continuellement contre ce milieu ; s'il ne le fait pas suffisamment, s'il oublie l'influence du milieu physique, il devient malade et est exposé à la mort.

III

La disposition à contracter la maladie est liée à l'irritabilité de la cellule nerveuse ; celle-ci change selon les périodes en lesquelles se partage la vie, selon les phases par lesquelles passe l'organisme humain ; ces phases sont au nombre de trois : phase de développement, phase d'état et phase de déclin. Dans la première phase, qui dure de la naissance à vingt ou vingt-cinq ans, l'irritabilité est grande, elle a son maximum après la naissance et décroît progressivement. La cellule se fortifie par la vie d'année en année, et a son minimum d'irritabilité vers vingt ou vingt-cinq ans. Dans la première phase de la vie, la fièvre se produit très facilement, la fièvre survient fréquemment chez les enfants ; mais la cellule nerveuse de l'enfant irritée se débarrasse vite de l'irritation et la fièvre ne dure pas. Dans les deux ou trois premières années de la vie, la maladie est très commune : convulsions, coryza, bronchite, dyspepsie, etc. ; l'irritabilité diminue sans cesse, si la matière qui doit constituer le composé humain (esprit et corps) lui est servie selon la tolérance de la cellule nerveuse ; l'adolescent est déjà fortifié contre la maladie et finit par avoir un système nerveux résistant.

Dans cette première période, l'irritabilité de la cellule nerveuse est aux prises avec trois faits organiques : dentition, croissance et apparition de la fonction génitale. Si la cellule nerveuse a été suffisamment garantie par les précautions de l'éducateur, les trois faits se produisent sans aucun désordre, sans maladie ; il n'en est pas de même quand l'enfant a les centres nerveux irrités ; chaque poussée dentaire est précédée de fièvre, coryza, bronchite, convulsions ou dyspepsie ; chacune des étapes de la croissance est annoncée par la fièvre, des douleurs musculaires, la dyspepsie ; l'évolution dentaire est retardée et les dents sortent défectueuses, mal formées ; la croissance est retardée, enrayée ou exagérée, non proportionnée à l'âge de l'enfant.

Maintes fois il m'est arrivé d'observer des enfants arrêtés dans leur croissance par l'irritation des centres nerveux, et ne recommençant à grandir que quand les centres étaient calmés.

Je citerai un seul exemple à l'appui de l'influence du système nerveux sur la croissance. Une mère conduit à ma consultation un enfant qui n'avait plus grandi d'un centimètre depuis plus d'un an ; il était âgé de neuf ans ; le teint blafard, des maux de tête continus, des vertiges, le caractère sombre. Il ne dormait pas, sans appétit. Je calme les centres nerveux ; tous les phénomènes morbides cessent ; le teint redevient rose et il peut recommencer à travailler ; en six mois, il grandit de 6 centimètres ; la croissance continua, et il a actuellement la taille d'un enfant de son âge.

L'irritabilité de la cellule nerveuse retarde l'apparition des règles chez la jeune fille, rend les règles douloureuses, difficiles, irrégulières ou les supprime ; chez le jeune garçon, elle conduit à l'onanisme et à la spermatorrhée.

Les trois faits, dentition, croissance et fonction génitale, exigent également, pour ne pas être cause de maladies, un système nerveux équilibré.

Vers vingt ou vingt-cinq ans, la croissance est achevée, les os sont soudés ; l'homme est fait et la cellule nerveuse n'a plus qu'à continuer la vie. Cette première période est la base sur laquelle est fondée toute la carrière de l'homme ; la cellule a pris son maximum de vitalité, a son minimum d'irritabilité. La deuxième période, la période d'état, commence et dure jusqu'à la vieillesse. L'homme sait se diriger, saura continuer les précautions qu'il sait devoir prendre vis-à-vis de l'extérieur, se mettre à l'abri de la maladie, constituera une nouvelle famille qu'il dirigera d'après les principes qui ont été appliqués à lui-même, famille composée d'individualités saines et fortes. Et, si une maladie le frappe à l'improviste, il s'en rendra maître parce que son système nerveux a un ressort suffisant.

Il s'achemine, content de la vie, lentement vers la troisième période, soixante-cinq ou soixante-dix ans, période de déclin. La vieillesse arrive sans infirmités ; mais la cellule nerveuse, redevenue irritable, a moins de ressort pour se débarrasser de l'irritation ; elle est plus sensible au monde extérieur, ne permet plus ni la même nourriture, ni le même travail, etc. ; elle est fatiguée par la vie. Cependant, celle-ci peut continuer encore de nombreuses années, et finalement elle s'épuise : elle a fini sa tâche ; alors, la mort arrive quelquefois sans maladies, le flambeau s'éteint, ou une affection pulmonaire survenue même sans refroidissement atteste l'irritation finale des cellules nerveuses, irritation dont elles ne peuvent plus se débarrasser, et tout le système nerveux concourt à déterminer la mort, comme antérieurement il avait concouru à entretenir la vie.

En résumé, aux trois périodes de la carrière, le système nerveux fait la santé ou la maladie, et la mort arrive quand ce système est devenu insuffisant à sa tâche et ne peut plus soutenir l'édifice humain.

CHAPITRE XIX

Principes généraux de thérapeutique.

———

I

L'organisme humain peut être compris par l'étude de la fonction de chaque centre nerveux dans la maladie, peut être défini par la synthèse pathologique que je viens de faire. Cette synthèse nous montre, dans l'organisme, un tout complexe, un esprit régissant le corps, et se traduisant extérieurement par l'intermédiaire du corps, se faisant connaître au moyen du regard, du geste, de la parole, etc. Le corps est, pour ainsi dire, le représentant de l'esprit vis-à-vis du monde extérieur, chargé de faire connaître ses émotions, ses pensées, chargé de le porter partout où il lui plaît.

Esprit et corps sont séparés l'un de l'autre par tous

les centres nerveux; ce sont les centres qui sont les agents de transmission de toutes les opérations de l'esprit. Intermédiaires unissant l'esprit au corps, ce sont eux qui assurent l'unité de l'organisme, ce sont eux qui font l'unité de cet ensemble si complexe.

La santé de cet organisme correspond à l'intégrité fonctionnelle de tous les centres nerveux, collaborant harmonieusement à son entretien. Si l'organisme est en santé, l'esprit ne sent pas les centres nerveux, il ne sent pas le corps, pour ainsi dire.

Dès que l'un des centres s'irrite, il se fait sentir à l'esprit, et la partie du corps innervée par ce centre est également sentie.

Jusqu'ici, il a manqué à la pathologie la connaissance du rôle du système nerveux, dans la production des maladies, et par conséquent elle a ignoré comment ces centres eux-mêmes interviennent pour la guérison. L'organisme a toujours sa part dans la guérison, et une part considérable. Sans la participation suffisante de cet organisme, le médecin est impuissant à rétablir le malade. Le rôle de l'organisme et le rôle du médecin sont tout à fait distincts. Le concours de l'un et de l'autre sont également nécessaires.

Les anciens médecins avaient entrevu la participation de l'organisme à la guérison, ils l'ont dénommée *natura medicatrix*. Il faut que le médecin connaisse ce qu'il peut attendre de cet organisme, il ne faut pas qu'il le dérange dans ses opérations, ou bien il le compromet. Il faut qu'il sache aussi exactement ce qu'il doit attendre de lui-même, ce qu'il doit attendre de la connaissance de la maladie, de la connaissance des moyens thérapeutiques. Ce n'est qu'alors que le médecin peut réellement s'acquitter de sa fonction si difficile.

Il est un certain nombre de maladies pour lesquelles l'organisme lui-même suffit à la tâche de la guérison. Dans ces maladies, le médecin doit s'abstenir, il doit faire ce qu'on appelle de l'expectation. S'il veut se servir de médicaments quand même, il est exposé à porter le trouble dans cet organisme. La nature alors se suffit pour accomplir l'œuvre de la guérison, le médecin n'a qu'à observer, et à respecter les opérations de la *natura medicatrix*.

Mais, dans le plus grand nombre des faits, la nature ne suffit pas. L'organisme, aveugle dans ses actes, a besoin de l'aide d'un médecin expérimenté qui doit venir à son secours. L'organisme livré à lui-même est exposé à chanceler, et le médecin doit le seconder par l'hygiène qui est nécessaire à la maladie, par le médicament qui devra être administré à propos ; alors, il sera réellement utile au malade et pourra contribuer à son rétablissement.

S'il ne connaît pas le système nerveux et son influence sur la maladie, il ne peut traiter la maladie, en réalité ; il ne traite que les apparences de maladie, non la maladie dans son essence et son origine. Je reviendrai sur cette question plus tard.

II

Mais, avant d'aborder la question thérapeutique, il
me faut rappeler rapidement les traits principaux de
l'évolution de la maladie.

L'évolution des maladies s'est manifestée dans les
nombreuses observations cliniques que j'ai rapportées
plus haut. J'ai fait connaître les formes multiples, diverses,
la maladie changeant sans cesse de place, se transformant
sans cesse dans son expression, s'aggravant toujours
à mesure que dure et grandit l'irritation nerveuse, et
s'aggravant jusqu'à ruiner l'organisme. Au début, le système nerveux se trahit par des phénomènes fugitifs,
passagers, un mal de tête, un vertige, l'insomnie, une
névralgie, un rhumatisme fugace, une dyspepsie passagère. Tous cessent et disparaissent promptement. Tous
ont le même sens : irritation de la cellule nerveuse du
cerveau, de la moelle ou du plexus solaire. Chacun de
ces phénomènes signifie que le système nerveux est
atteint, que la chaîne nerveuse est rompue, momenta-

nément seulement, car elle se reforme spontanément.

Mais il suffira alors d'une très légère infraction à l'hygiène pour amener une dissociation nerveuse nouvelle ; il suffira d'un froid, d'une émotion, d'un aliment indigeste pour ramener l'un ou l'autre de ces phénomènes, selon le groupe cellulaire nerveux atteint.

L'une ou l'autre de ces infractions à l'hygiène peut alors être cause d'une bronchite, d'une pleurésie, d'une hémorragie ou de dyspepsie, etc.

La cellule nerveuse tendant d'elle-même à revenir à la santé, à se débarrasser de l'irritation, ces faits morbides guériront, disparaîtront avec le concours du thérapeutiste.

Le malade est de nouveau guéri. Après cette deuxième atteinte, l'irritation de la cellule a cessé sur place et ne se fait plus sentir extérieurement. Mais elle a transmis son irritation à un autre groupe cellulaire, à un autre centre ; ce centre ne fait pas toujours sentir son action immédiatement ; les apparences de la santé peuvent durer quelques semaines, quelques mois ou davantage. La guérison n'a pas été réelle, elle n'a été qu'apparente. Le fait morbide a disparu, mais le système nerveux n'était pas guéri, pas restauré. Tout d'un coup, le moindre motif, la cause la plus légère reproduira une nouvelle maladie, et elle sera d'autant plus violente que le premier symptôme de l'irritation avait débuté depuis un temps plus long, par un mal de tête, de l'insomnie, par une névralgie, etc.

L'irritation s'accentue avec son ancienneté, par des maladies de plus en plus intenses. Et, lorsque l'irritation se généralise, les lésions de nutrition se montrent : la chlorose, le diabète, l'obésité, l'albuminurie.

Si ce ne sont pas des lésions de nutrition, ce sont les grandes névroses qui, trouvant un terrain favorable, succèdent aux symptômes précédents de l'irritation.

Cette évolution des faits pathologiques, qui n'avait jamais été entrevue par les pathologistes, permet en quelque sorte au médecin de prédire l'avenir pathologique de l'individu. Il ne sera plus surpris par la succession des faits morbides qui tourmentent l'individu durant un plus ou moins grand nombre d'années. Les faits morbides seront d'autant plus nombreux et plus graves que l'irritation est plus ancienne.

Dans le commencement de l'irritation, alors qu'il n'y a qu'un mal de tête, de l'insomnie ou une névralgie, le thérapeutiste peut l'enrayer assez facilement, rétablir l'équilibre du système nerveux.

Mais la dissociation nerveuse est d'autant plus lente, plus difficile à guérir, que les faits morbides sont plus intenses.

L'évolution est d'une régularité parfaite, déterminée par les centres nerveux qui président à toutes les maladies, réglée, pour ce qui est de l'intensité des phénomènes, par l'ancienneté de l'irritation.

Il faut, en général, pour rétablir l'équilibre d'un système nerveux, une année de traitement. Mais si, par une

fausse thérapeutique suivie pendant des années, le système nerveux a été malmené à l'excès, il peut ne pas
se rétablir intégralement. Toujours un traitement rationnel l'aidera à récupérer assez de vigueur, assez de force
pour que la vie se continue.

La tendance inhérente à la cellule nerveuse à revenir à l'état physiologique est en relation intime avec
l'instinct de la vie, l'amour de la vie inné dans l'homme.

En résumé, toute maladie se compose de deux
ordres de faits : le premier, le fait de l'irritation nerveuse, que tout ce livre démontre, irritation qui, jusqu'à
présent, a échappé aux regards du pathologiste. Celle-ci
appelle, pour sa guérison, les principes fondamentaux
de l'hygiène du système nerveux malade.

Le deuxième fait de la maladie est le phénomène
pathologique apparent, conséquence de cette irritation.
Celui-ci seul a été décrit dans les traités de pathologie.
Il ne pouvait être compris, puisqu'il n'était pas rattaché
à sa cause.

Cet isolement du fait pathologique a été cause des
indécisions, des erreurs multiples, auxquelles a été
exposé le thérapeutiste.

Dans toute maladie, le médecin a donc à se préoc-
cuper avant tout du traitement du système nerveux,
puis de ce que j'appelle le fait pathologique apparent:
une inflammation, une hémorragie, une altération du
sang, etc. La thérapeutique ne peut être sérieuse et
efficace que si, simultanément, il vise les deux: le

système nerveux, cause et base de la maladie, et le fait pathologique lui-même.

Toutefois, j'ai observé souvent qu'il suffira de traiter, de calmer le système nerveux pour que le fait pathologique cesse. Ainsi, un mal de tête, une névralgie ou un rhumatisme cèdent par le repos donné aux centres nerveux.

Un système nerveux ne peut guérir qu'en lui imposant l'hygiène qu'il réclame, l'hygiène d'un système nerveux malade étant essentiellement différente de celle d'un système nerveux à l'état de santé.

La connaissance de cette hygiène est indispensable au thérapeutiste. Sans elle, il ne peut rien obtenir ; sans elle, il ne peut que nuire au malade. Il n'a pas seulement l'hygiène à sa disposition, il a aussi le médicament qui peut le seconder pour calmer la cellule nerveuse.

Le médicament est une substance qui, prise par l'estomac, agit d'abord sur le plexus solaire, puis sur tout le système nerveux, et les cellules des organes par lesquelles il s'élimine.

Si un médicament irrite le plexus solaire, il irrite fatalement, à la suite, les cellules de tous les centres, et par conséquent il doit être rejeté ; il sera plutôt nuisible qu'utile.

Bon nombre de médicaments de la pharmacie peuvent être conseillés : les bromures, l'antipyrine, les médicaments dits antispasmodiques, etc., etc. Mais le médicament ne doit jamais être considéré, comme le considère la thérapeutique actuelle, comme une substance suffisante à la guérison de la maladie.

Le médicament n'est efficace que si l'hygiène nerveuse précède son introduction dans l'organisme. Le médicament perd toute efficacité quand l'irritation est très ancienne, très violente. Il s'adapte surtout à une irritation récente ou moyenne. Il ne doit occuper que la seconde place dans la thérapeutique. Même dans la seule maladie où ils sont tout puissants pour arrêter ses manifestations, la syphilis, le mercure et l'iodure de potassium doivent être appuyés par l'hygiène nerveuse.

III

HYGIÈNE NERVEUSE

Le médecin ne peut faire la thérapeutique d'une maladie quelconque, mal de tête ou vertige, asthme, rhumatisme ou bronchite, hémoptysie ou endocardite, calcul du rein ou du foie, maladie des organes urinaires ou génitaux, que s'il s'aide toujours de l'hygiène nerveuse. Elle comprend surtout l'hygiène des trois centres: moelle, cerveau et plexus solaire. Chacun de ces centres a besoin simultanément, pour se rétablir, de son hygiène spéciale, et de l'hygiène des deux autres.

La cellule de la moelle qui envoie à la périphérie du corps, dans les muqueuses, les nerfs sensitifs mettant en rapport l'organisme et le monde extérieur, la cellule de la moelle, qui est aussi l'organe de la contraction musculaire, a, lorsqu'elle est irritée, besoin de l'hygiène suivante :

Le milieu ambiant a la plus grande influence, comme

je l'ai dit, sur le système nerveux de la moelle. Ce milieu est un élément très important que le médecin doit utiliser pour la guérison. La cellule médullaire irritée tolère le milieu auquel est habitué le malade, dans lequel il vit depuis longtemps, et elle ne supporte pas l'air d'un autre milieu, l'air vif de la campagne, l'air vif de la mer, des montagnes. Elle ne supporte pas les localités parcourues par de grands courants d'air, soumises à une température trop souvent variable.

Le changement de milieu ne devient réellement utile que lorsque le système nerveux a déjà été traité depuis des semaines et des mois, et alors seulement, étant calmé, il peut bénéficier de ce changement.

Les malades, en général, se figurent qu'il suffit de se déplacer, de changer de milieu, pour se guérir. Le déplacement est d'abord une cause de fatigue, et le transporte souvent dans une atmosphère qui ne lui convient pas.

L'organisme humain est tellement tributaire du milieu ambiant que le changement de localité suffit maintes fois, il est vrai, pour faire taire immédiatement tous les phénomènes qu'a développés le système nerveux malade. Si ces phénomènes n'ont pas cessé dès le premier jour, ils cesseront quelquefois après une semaine ou deux; le malade n'a plus de sensations pénibles, et il se croit guéri. Cependant, l'état de ce système nerveux, cause des symptômes, n'est pas modifié dans ce court laps de temps.

Si, dans le milieu nouveau, les centres nerveux sont livrés à eux-mêmes, sans régime, leur irritation grandit et, dès qu'il sera de retour dans le premier milieu, le milieu habituel, tous reparaîtront plus violents qu'avant le départ; l'état irritatif de la cellule de la moelle se sera aggravé.

La cellule de la moelle, en tant que présidant au mouvement, si elle est irritée, doit être ménagée, autant qu'elle l'a été pour ce qui concerne le milieu atmosphérique. Le malade doit suspendre les exercices musculaires, rester au repos, selon le degré d'irritation cellulaire, des semaines et des mois. Les exercices doivent lui être défendus. J'ai prescrit l'immobilité pendant des semaines et des mois aux malades dont j'ai cité l'observation plus haut. Après ce repos, le centre médullaire avait récupéré son énergie nerveuse, et ceux qui ne pouvaient ni se tenir debout, ni marcher en prenant le lit, marchaient, et se sentaient fortifiés après un long temps d'immobilité.

Le lit n'affaiblit point, comme on dit vulgairement, il empêche les centres de dépenser leur énergie nerveuse, il contribue à diminuer leur irritation. Il sert à réveiller leurs forces en guérissant le système nerveux. Le lit ne produit pas non plus des congestions hypostatiques; celles-ci ne sont dues qu'à la cellule nerveuse irritée.

La cellule cérébrale qui, irritée, est cause de mal de tête, d'insomnie ou de vertige, ne peut, elle aussi, se débarrasser de l'irritation que par le repos. Elle exige la diminution du travail intellectuel ; et, si son irritation est très forte, elle ne permet même plus, ni la conversation ni la lecture.

L'hygiène du plexus solaire a plus d'importance encore que celle des autres centres. Elle est d'une observation plus difficile ; elle est tout entière dans le régime alimentaire qui doit être toujours en rapport avec le degré d'irritation de ce centre.

C'est le plexus solaire irrité, comme je l'ai déjà dit, qui fait toutes les formes diverses de la dyspepsie. C'est lui qui est cause des altérations de sécrétions de la muqueuse ; cette irritation ne peut se calmer que par le régime alimentaire ; le médicament est très peu efficace. Cette irritation n'a rien de commun avec les microbes que l'on trouve dans l'estomac ; elle n'est pas d'origine microbienne, la dyspepsie n'est pas due au microbe. Cette irritation entraîne la constipation ou la diarrhée ; ces phénomènes intestinaux ne guérissent point par les médicaments, mais uniquement par le régime alimentaire. Les purgatifs aggravent toujours l'irritation du plexus solaire ; le vomitif l'augmente bien plus encore, et tellement que j'ai observé plusieurs cas de mort subite à la suite d'un seul vomitif administré au malade.

L'estomac est un organe dont le centre se rétablit, perd son irritation à la faveur du seul régime alimentaire. C'est le seul organe qui se prête avec une complaisance parfaite à un traitement bien entendu. Très peu de médicaments peuvent servir pour diminuer l'irritation de son centre nerveux. L'eau alcaline elle-même, si l'irritation est grande, est intolérée.

Quels que soient les symptômes que présente l'estomac, douleurs, crampes, gaz, nausées ou vomissements, le thérapeutiste arrive toujours, facilement, à faire supporter par cet organe la quantité d'aliment nécessaire à l'organisme, pourvu que l'aliment s'adapte bien au degré d'irritation.

Dans le cas de vomissements intenses, la tisane pure diminue l'irritation du plexus, et promptement on pourra associer le lait à la tisane.

Même dans le cancer de l'estomac, je fais accepter par cet organe la dose alimentaire nécessaire à l'organisme.

L'usure organique se faisant journellement pour la vie, que l'individu soit sain ou malade, l'estomac est toujours capable de suffire à sa tâche. Jadis, une école médicale, dans la fièvre, prescrivait la diète, mais elle a été cause de la mort d'un grand nombre d'individus. La diète empêche la cellule nerveuse de s'acquitter de sa tâche. L'aliment lui est constamment nécessaire, sous forme de lait, de tisane, et ces aliments ne peuvent pas, comme on le dit, augmenter la fièvre. Acceptés par le plexus solaire, ils fournissent aux cellules de tous les centres la matière nécessaire à leur fonction, à la réparation de leur énergie nerveuse, et aux cellules, en général, ce qu'elles exigent.

Le thérapeutiste peut demander au médicament son concours pour diminuer l'irritation de la cellule nerveuse ; mais le médicament, comme je l'ai dit, n'a un certain degré d'efficacité qu'à la condition que l'irritation ne soit ni très ancienne, ni très intense. Un mal de tête récent, accidentel, cessera par l'antipyrine ; ce médicament n'a pas d'action, si le mal de tête est lié à une irritation ancienne. La morphine procurera le sommeil, si l'insomnie ne dure que depuis peu de jours ; lorsqu'elle dure depuis longtemps, quelques semaines, par exemple, la morphine est impuissante, et augmente l'insomnie. Dans une névralgie, le chlorure de méthyle appliqué sur le nerf pourra faire disparaître la douleur, dans un cas de névralgie récente ; mais lorsque la cellule médullaire cause de la névralgie est fortement irritée, et que la névralgie est ancienne, le médicament sera inefficace.

L'action de la substance médicamenteuse est donc extrêmement variable et dépend de l'individualité nerveuse à laquelle elle s'adresse.

Si les thérapeutistes ont eu tant d'opinions diverses à propos de l'action du médicament, c'est qu'ils n'ont pas su jusqu'ici tenir compte du système nerveux.

C'est l'hygiène nerveuse surtout qui secondera le médecin ; le médicament ne sera qu'un auxiliaire subalterne et quelquefois inutile et impuissant.

IV

L'hygiène des centres nerveux, avec le concours du
médicament donné à propos, permet au médecin de
guérir les altérations de nutrition, la chlorose, l'obésité,
le diabète, l'albuminurie, etc. Les observations, que j'ai
rapportées plus haut, ont démontré la richesse globulaire grandissant, en un certain nombre de semaines,
par l'hygiène de tous les centres, aidée des bromures,
des médicaments antispasmodiques, etc. Jusqu'à présent, les thérapeutistes, n'ayant pas compris les causes
de la chlorose, se sont imaginé qu'ils pouvaient guérir
cette affection en transportant les malades à la campagne, en leur conseillant l'exercice, en les alimentant
fortement, et surtout ils ont toujours considéré les
préparations ferrugineuses comme une panacée. Ils se
sont étrangement trompés; toute cette hygiène est
fausse, nuisible au chlorotique; l'air vif, les exercices
aggravent l'irritation des centres ; la forte alimentation
n'est pas acceptée par un plexus solaire irrité, et le fer

très souvent, augmente son irritation, en sorte qu'ils
allaient toujours à l'encontre de la maladie; ils l'aggra-
vaient au lieu de la diminuer, et je suis même porté à
penser que la chlorose, dite pernicieuse, est de fabri-
cation artificielle, et n'a son origine que dans la fausse
compréhension de la maladie. Ils n'avaient pas vu que,
derrière la diminution de globules, il y a l'irritation des
centres nerveux qui entraîne cette diminution, et qu'il
faut faire cesser pour restaurer le sang.

Les observations de chlorose, que j'ai rapportées,
donnent la démonstration de ce que j'avance.

V

C'est par l'hygiène des centres nerveux, et quelques
médicaments ayant pour but de calmer la sensibilité du
plexus solaire, et la sensibilité des autres centres, que
le médecin peut aussi guérir l'obésité ou l'amaigrissement. L'irritation nerveuse, seule, est cause que tout
d'un coup un individu devient obèse, engraisse de
40 ou 50 livres en une année, ou maigrit en une année
de 40 ou 50 livres. L'obésité est, pour les gens du
monde, un signe de force ; elle ne révèle qu'un malade.
L'amaigrissement, porté à un haut degré, ne fait entrevoir, à tort, au médecin que la tuberculose ou le cancer ;
heureusement, il n'en est rien ; la tuberculose est très
rare, par rapport au nombre de nerveux amaigris.
L'hémoptysie, qui fait souvent craindre à tort la
tuberculose, est assez fréquente chez les nerveux. Le
cancer est beaucoup plus rare encore, mais la névrose
est extrêmement commune.

La société actuelle est remplie d'obèses et d'amaigris

par fatigue du système nerveux ; ils compromettent ce système nerveux par la fausse manière de vivre. C'est le système nerveux qui, à l'état de santé, règle l'embonpoint, et si, par le traitement, je guéris ce système, je constate que l'obèse ne maigrit qu'autant que le lui permet son système nerveux, que l'amaigri n'engraisse qu'autant que le lui permet son système nerveux ; car le système nerveux est le seul régulateur de la nutrition.

Je fais maigrir une dame obèse, âgée de vingt-sept ans, par l'hygiène de tous les centres nerveux, en huit mois, de 55 livres ; l'amaigrissement n'alla pas plus loin : elle avait atteint son poids physiologique ; il était enrayé par le système nerveux lui-même. Je lui avais prescrit très peu de viande, mais surtout beaucoup de farineux, et je lui permis de manger selon son appétit.

Je suis consulté par un obèse de soixante-deux ans, qui ne pouvait plus marcher, affaibli par des maux de tête et des insomnies, par des douleurs de genoux, qui ne pouvait plus respirer ; il maigrit, grâce au régime, en trois mois, de 25 livres. Je le nourris aussi de très peu de viande, et de beaucoup de farineux, et le laissai manger et boire à discrétion. Après trois mois, il marchait deux heures sans difficulté. Le système nerveux avait fait son œuvre d'amaigrissement, et, à partir de ce moment, il ne maigrit plus.

Tout ce que les thérapeutistes ont employé jusqu'ici comme régime, et comme médicaments, a surtout pu contribuer à aggraver l'obésité, et à faire mourir beaucoup d'obèses. Le régime carné exclusif réduit le malade à l'inanition ; les exercices violents, les purgatifs, les bains de vapeur irritent les centres, et augmentent l'affaiblissement. L'iodure de potassium irritera le plexus solaire, et empêchera le malade de se nourrir. Tous ces moyens pourront faire maigrir ; mais ils détériorent de plus en plus le système nerveux ; tous ces moyens ne sont que des coups de massue dirigés contre l'organisme.

C'est encore l'hygiène nerveuse qui doit être la base du traitement du diabète et de l'albuminurie. Les cas que j'ai fait connaître prouvent que le sucre et l'albumine disparaissent au moyen de l'hygiène nerveuse. Le sucre et l'albumine signifient l'irritation généralisée des centres.

Les farineux sont d'ordinaire complètement supprimés par le médecin du régime du diabétique. L'hygiène généralement conseillée au diabétique est inspirée par la chimie, et ne réussit pas le plus souvent au diabétique. Jadis, Bouchardat ne prescrivait que de la viande, de l'alcool, des exercices ; j'ai vu bon nombre de diabétiques succomber rapidement par ce régime excessif. Je me demande, et je n'ai pas assez de faits pour me prononcer à ce sujet, si le diabète grave, dans lequel plusieurs centaines de grammes de sucre sont éliminés chaque jour, n'est pas le résultat, comme la chlorose pernicieuse, d'une fausse thérapeutique. Le traitement alcalin, l'eau de Vichy, qui agit sur la cellule nerveuse, peut être utilisé dans le diabète. On constate que le traitement de Vichy, dans les cas de diabète moyen, diminue ou supprime le sucre, mais son action n'est que momentanée; il revient dès que le traitement est suspendu. Le traitement de Vichy ne peut remplacer l'hygiène des centres nerveux. Si le diabète est intense, le traitement de Vichy est souvent même dangereux.

VI

Les névroses, neurasthénie, hystérie, épilepsie, chorée
goitre exophtalmique, etc., ont surtout, été un sujet
d'embarras pour le thérapeutiste. Ne voyant pas l'irritation nerveuse comme substratum de ces maladies, il a
appliqué toutes ses ressources thérapeutiques au traitement seul des phénomènes apparents, et, ne connaissant que les différentes formes convulsives qu'elles
présentent pour les définir, c'est toujours à la convulsion
qu'il a adressé la matière médicale, et tous les agents
thérapeutiques : douches, électricité, massage, l'hypnotisme même. La matière médicale lui fournit journellement, grâce à la chimie, des médicaments nombreux,
et toujours nouveaux qui semblent être utiles un jour ;
mais il les abandonne le lendemain parce qu'ils ne l'aident
pas, et ne peuvent pas l'aider dans la restauration nerveuse. Il se sert de la douche froide pour la curation des
névroses ; bien souvent, la douche est nuisible. La percussion de l'eau, et surtout de l'eau à une basse tempéra-

ture, ne peut qu'aggraver l'irritation de la cellule nerveuse.

Sous la douche, l'hystérique a des crises, et se refuse à les continuer, car il sent lui-même qu'elle ne lui convient pas.

La douche à percussion modérée, à une douce température, peut servir alors que l'irritation de la cellule est déjà en diminution par le traitement. Il en est de même de l'agent électrique : il peut augmenter l'irritation nerveuse si elle est intense, et il peut la modifier utilement, quand elle est déjà diminuée par l'hygiène nerveuse.

J'en dirai autant du massage.

Dans ces dernières années, on a présenté l'hypnotisme comme un moyen de guérison miraculeux. Le médecin qui use de ce moyen n'a pas connu, jusqu'à présent, le système nerveux malade auquel il s'adresse. Tantôt il obtient des résultats de guérison inattendus, tantôt il augmente l'irritation nerveuse, et compromet le système nerveux.

Ces différentes espèces d'agents thérapeutiques pourraient, sans doute, rendre des services réels, s'ils étaient appliqués à propos, si on avait connu la nature même des maladies. Employés au hasard, empiriquement dans le plus grand nombre des cas, ils ont servi à exagérer l'irritation nerveuse et, finalement des névroses, curables au début, ont été déclarées incurables. Il en est ainsi, de l'hystérie et de l'épilepsie. Si les crises d'hystérie et d'épilepsie se renouvellent de longues années, l'irritation nerveuse peut arriver à ne plus céder même à l'hygiène du système nerveux, et ce système nerveux gravement irrité n'est même plus influencé par le médicament.

Il n'en est pas de même, si l'hystérie et l'épilepsie subissent une thérapeutique, rationnelle dès le commencement de leur apparition.

Je citerai quelques faits pour le démontrer.

Un garçon de douze ans, depuis de longues années, souffre de l'irritation nerveuse, de maux de tête, de douleurs des membres, et d'inappétence. A tous ces symptômes s'était ajoutée, depuis cinq ans, une laryngite spasmodique. Il est vacciné au lycée de Versailles. La petite opération de la vaccination lui fait perdre connaissance. La laryngite spasmodique est arrêtée brusquement, et disparaît. Un premier accès d'épilepsie lui succède immédiatement, et il en a maintenant une dizaine par jour.

Il était déclaré incurable par son médecin, l'épilepsie datant de cinq mois. C'est toujours par le régime dit fortifiant, qu'il avait été traité : vin, viande, douches, exercices physiques.

Il est conduit à ma consultation, cinq mois après le début de cette grave névrose. Je prescris deux mois de lit, la suppression de la viande et du vin ; je lui donne 2 grammes de bromure de sodium par jour. Deux mois suffirent pour faire cesser tous les symptômes nerveux, pour faire cesser les crises d'épilepsie qui, depuis six mois, n'ont pas reparu ; il est guéri de l'épilepsie.

Une femme de vingt-six ans a, depuis cinq ans, des maux de tête, des névralgies multiples, de la dyspepsie. Les crises d'épilepsie ont commencé trois ans après le début de la maladie, se reproduisant plusieurs fois par semaine. Je la traitai six mois d'après les mêmes principes, et après ces six mois, cette malade, dont l'épilepsie avait été entretenue par les douches, le régime fortifiant, était guérie.

Je rapporterai enfin un dernier cas plus intéressant encore, car l'épilepsie durait depuis seize ans. La malade est encore en traitement, mais l'amélioration est telle que l'observation mérite d'être représentée au lecteur.

Une sœur de charité d'un couvent des environs de Paris, âgée de trente-deux ans, a, depuis une vingtaine d'années, des maux de tête continus, les genoux toujours douloureux ; la mémoire et la vue sont profondément affaiblies ; elle a une dyspepsie intense. L'épilepsie a débuté au moment de la formation, et elle a environ douze crises de vertige épileptique par jour. A la suite de chacun de ces vertiges, elle reste comme hébétée quelques minutes. Elle a épuisé toute la pharmacopée de France, faisant appel à tous les médicaments dont on lui parlait, et rien n'a servi.

J'ordonne la diminution du travail, la suppression absolue de la viande et du vin ; je lui fais prendre

3 grammes de bromure de sodium par jour. Après six mois de traitement, mal de tête, douleur des genoux, dyspepsie, avaient cédé ; la mémoire avait reparu en partie. Les vertiges avaient disparu ; les crises épileptiques étaient devenues plus rares et surtout moins intenses ; les convulsions avaient perdu de leur violence ; la face n'était plus cyanosée, elle ne se mordait plus la langue.

Et cette malade désespérée, qui avait horreur de la vie, était revenue à l'espoir et au plaisir de vivre. Je pense qu'en prolongeant le traitement un an au moins, je pourrai la guérir intégralement d'une maladie qui dure depuis seize ans.

J'ai déjà dit que j'ai vu disparaître le goitre exophtalmique, spontanément, chez des femmes névrosées dont j'avais guéri le système nerveux.

Ainsi, dans la névrose, comme dans toutes les maladies, la curation dépend surtout de la curation du système nerveux. Les névroses, dont on a fait autant d'entités morbides qu'il y a de formes convulsives, ne représentent, en réalité, que l'état intérieur du système nerveux. Les médications, jusqu'ici, ont toujours été empiriques parce qu'elles s'adressaient à la forme de la maladie et non à la cause.

Je citerai encore deux cas de guérison de goitre simple et de surdité, guérison inattendue que je ne prévoyais pas, guérison survenue à la suite du traitement du système nerveux et de son rétablissement.

Une jeune fille de vingt-deux ans, occupée douze heures par jour dans un atelier de tapisserie, et qui entretenait par son travail assidu sa mère impotente, est prise, depuis cinq ans, de maux de tête et de dyspepsie. Je rétablis le système nerveux ; maux de tête et dyspepsie cessent ; il lui restait un goitre énorme qui déformait le cou, et ce goitre avait commencé depuis plusieurs années. Elle me demande de la débarrasser de cette tumeur énorme parce qu'elle la défigurait. J'entreprends le traitement sans grande espérance, sachant ce que l'on m'avait toujours enseigné : l'incurabilité du goitre. Je prescris des cataplasmes sur la tumeur, de la teinture d'iode et de l'iodure de sodium (1 gramme par jour) associé au bromure. Après plusieurs semaines de traitement, la tumeur diminue, le cou reprend sa configuration normale. Après plusieurs mois, la tumeur avait presque disparu. La médication eût été impuissante au début du traitement de la névrose ; elle a été puissante, la névrose guérie.

Un enfant de neuf ans, le même dont j'ai déjà fait mention dans ce livre, à propos de la croissance, était devenu sourd à la suite des désordres nerveux généralisés, maux de tête, insomnie, dyspepsie, etc. Il n'entendait le tic-tac de la montre qu'à une distance de 4 centimètres (oreille droite), et il ne l'entendait qu'à une distance de 2 centimètres (oreille gauche). Il ne pouvait plus suivre les cours à son école.

Je traitai le système nerveux, et le traitement fut

commencé le 30 juin 1891. Le 20 septembre, le tic-tac de la montre était perçu à 10 centimètres (oreille droite) et à 4 centimètres (oreille gauche). En janvier 1892, l'oreille droite le percevait à 25 centimètres, et la gauche à 10 centimètres; enfin, après sept mois de traitement, les deux oreilles entendaient à 45 centimètres et à 38 centimètres, et il put retourner à l'école.

Ces faits démontrent que des maladies dites incurables sont curables, si le thérapeutiste traite non la maladie, mais le malade.

La thérapeutique, c'est-à-dire la science de la guérison des maladies, ne peut valoir que selon la pathologie, selon la connaissance intime de la maladie.

Il a manqué jusqu'ici, à la pathologie, l'étude du système nerveux malade, qui est le fondement de toute maladie.

Avec une pathologie imparfaite, il n'est même pas possible au médecin de faire le diagnostic de la maladie; avec une pathologie imparfaite, la thérapeutique ne peut être que de l'empirisme. En rendant au système nerveux irrité la place qui lui revient dans les manifestations morbides multiples qui s'observent chez l'homme à tous les âges, sous tous les climats, la pathologie arrive à une clarté qui permet au médecin de comprendre l'origine, l'évolution des maladies, de saisir le sens et la portée d'un grand nombre de phénomènes auxquels il n'a pas prêté attention jusqu'ici, parce qu'il ne savait pas, avec la pathologie incomplète qu'il a apprise, leur valeur. La pathologie, telle qu'elle est décrite, ne donne pas au médecin le moyen de comprendre l'organisme malade, et il est porté à user des médicaments qu'il a à sa disposition.

La pathologie qu'enseigne mon livre devient d'une telle clarté et d'une telle précision, que le diagnostic sera facilité, et alors le thérapeutiste, se servant de l'hygiène nerveuse, se servant à propos des médicaments et des divers agents thérapeutiques, pourra utilement seconder l'organisme pour la guérison de la maladie. Le thérapeutiste, sachant que la maladie n'est pas tout entière dans les phénomènes apparents, et pouvant prévoir les maladies ultérieures se développant par le fait d'un système nerveux qui reste irrité, saura lui dicter une hygiène générale, qui aura pour but de faire cesser l'irritation nerveuse et pourra mettre l'individu à l'abri de la maladie qui le menace, tant que ce système n'est pas rétabli. Le thérapeutiste alors rendra service non seulement pour le présent, mais pour l'avenir.

CHAPITRE XXI

Principes généraux d'hygiène.

Le médecin ne doit pas seulement être capable de guérir un malade, il faut qu'il enseigne à l'individu les notions fondamentales de l'hygiène, pour qu'il puisse lui-même user, en vue de la conservation de sa santé, des diverses espèces de substances qui lui sont nécessaires pour se développer, pour entretenir la vie et la faire durer le plus grand nombre d'années possible.

Il faut que le médecin fasse comprendre à l'individu le fonctionnement de son organisme, qu'il lui fasse comprendre ce que vaut l'organisme par rapport à l'individu, par rapport au milieu social dans lequel il est placé.

I

L'organisme ne vaut, ne se manifeste que par ses
forces, la force de l'esprit et la force du corps. La
force de l'esprit se révèle de deux manières: par son
moral et par son intellectuel. La force physique est
dans la puissance musculaire qu'il est capable de développer.

Ce terme « force » est journellement employé par
tout le monde, par le médecin et ceux qui sont étrangers à la médecine. Ce terme n'a jamais pu recevoir
une définition précise, tant que le rôle du système
nerveux n'avait pas été justement interprété.

L'absence de cette interprétation a été cause que,
jusqu'ici, l'étude de l'esprit a toujours été séparée de
l'étude du corps. Les philosophes, se désintéressant du
corps, ne se sont occupés que des phénomènes de
l'esprit. Les médecins, au contraire, se sont toujours
bornés à étudier le corps, négligeant l'esprit.

Mais l'organisme ne peut se comprendre si l'on ne

saisit pas l'intimité des deux, leur dépendance. Les forces de l'organisme ne peuvent avoir de sens que par la connaissance synthétique des centres nerveux.

Les deux espèces de force, forces de l'esprit et forces du corps, ne peuvent être mises en évidence qu'avec le concours du cerveau, de la moelle et de tous les autres centres nerveux qui sont associés pour la vie de relation et la vie végétative.

L'expansion de ces forces dépend simultanément de la puissance héréditaire de l'esprit et de l'énergie nerveuse que chaque centre peut développer. Tout est donc réglementé dans l'organisme, au point de vue des forces, et par l'esprit et par les centres. Chaque individu est susceptible d'atteindre un maximum qui varie chez tous. Il ne peut jamais chercher à dépasser ce maximun sans compromettre l'organisme. Pour qu'il puisse atteindre ce maximum, il faut que l'éducation de l'individu soit bien faite.

L'esprit, selon l'individu, met en œuvre les forces avec plus ou moins de facilité, doit se dépenser plus ou moins pour les faire valoir et, par conséquent, se fatigue plus ou moins. L'esprit a, à son service, les centres nerveux qui ont une énergie nerveuse très variable, qui dépensent plus ou moins facilement cette énergie et la reproduisent plus ou moins facilement.

Chaque centre nerveux puise son énergie à deux sources: la première est dans la cellule nerveuse même qui se nourrit ; la deuxième est dans le foyer de chaleur à 37 degrés, la température du corps, que tous les centres nerveux réunis entretiennent tout le temps de la vie. C'est à ces deux sources, et par le repos que ces centres renouvellent constamment l'énergie nerveuse dépensée. C'est par l'union de l'esprit et de tous les centres nerveux que l'organisme peut manifester ses forces. C'est l'union de l'esprit et des centres qui nous fait comprendre comment chaque opération de l'esprit, une pensée, une sensation, un mouvement, consomme toujours une certaine quantité d'énergie nerveuse, ce qui équivaut à la consommation d'une certaine quantité de matière alimentaire. Chacune d'elles est une dépense d'une certaine quantité de chaleur.

Ce n'est que si tous les centres nerveux sont à l'état physiologique que l'esprit peut réellement déployer toute sa vigueur. Ce déploiement, s'il se fait sans souffrance, lui est facile, lui plaît ; dès que l'un des centres est irrité, il devient misérable et se désespère de ne pouvoir user des forces comme il le désire ; du reste, ces forces sont immédiatement diminuées dès qu'un des centres est irrité.

Les deux espèces de forces n'ont pas toujours été également appréciées chez les différents peuples, n'ont pas toujours joui d'une même estime. Selon le degré de civilisation, chez les Grecs et les Romains, la force physique avait une place prédominante. A une époque plus rapprochée de nous, c'est la force intellectuelle qui prévaut, et la force physique est reléguée au second plan; la force intellectuelle est honorée d'une façon presque exclusive.

Pour le physiologiste, l'organisme humain n'a de valeur que si les forces qui le représentent acquièrent tout le développement dont elles sont capables. L'organisme n'a réellement la santé que lorsque chacune d'elles reçoit l'aliment qui lui est nécessaire pour son évolution. Chacune d'elles a un rôle spécial au point de vue de l'esprit et du corps. La force morale trace à l'esprit sa ligne de conduite vis-à-vis de son organisme, lui rappelle qu'il ne peut et n'a le droit d'abuser ni de la matière intellectuelle, ni de la matière alimentaire, etc. Elle ne lui trace pas seulement ses devoirs vis-à-vis de son organisme, mais vis-à-vis du monde extérieur dont il fait partie. Cette force l'aide encore à supporter les émotions, les chagrins que lui communiquent son individu et le monde extérieur; elle lui permet ainsi d'éviter l'irritation des centres nerveux, c'est-à-dire la cause des maladies.

C'est chez l'enfant que la culture morale doit se faire; elle lui servira tout le temps de la vie.

La force intellectuelle lui servira à comprendre le monde extérieur. La force physique le mettra à même d'entretenir ses rapports avec ce monde.

Quels seront les aliments utilisés pour la production de ces différentes espèces de forces? Ces aliments doivent être fournis à l'organisme avec une juste mesure; si l'un d'eux lui manque ou lui est donné en excès, il souffre immédiatement, il dépérit.

L'intellect se nourrira de tous les faits du monde extérieur et de tous les faits passés. S'il n'avait à sa disposition que le présent, il resterait à l'état d'éternelle enfance.

La force physique ne peut s'entretenir que par la matière nutritive que l'homme trouve dans la nature. Mais quel sera l'aliment qui sera utilisé pour favoriser l'évolution de la force morale, sans laquelle l'esprit est impuissant, toujours ballotté par les excitations sans nombre que lui transmet son organisme, que lui transmet le monde extérieur dans lequel il ne rencontre que de l'agitation, une lutte des forces matérielles ?

L'esprit de l'homme ne trouve pas dans le monde extérieur de quoi satisfaire son idéal de justice, de bonté ; il n'y découvre pas un point où il trouve du repos. Il est dans ce monde, comme le marin dont le navire est ballotté par la tempête, qui ne commence à pouvoir se diriger que lorsqu'il a aperçu l'étoile polaire. C'est en dehors du monde que les éducateurs, à toutes les époques, les grands philosophes, les grands médecins ont cru nécessaire de chercher les éléments de formation de la force morale ; c'est l'idée religieuse qu'ils ont utilisée pour cette formation.

Les éducateurs contemporains ont cru que ces éléments n'avaient pas l'intérêt qu'on leur accordait, et les ont négligés ; ils ont tout accordé, au point de vue des forces, à l'intellect et à la force physique, mais ils ont méprisé ce qui seul peut constituer la force morale.

Déjà les médecins constatent, comme résultat de ces conceptions fausses sur l'éducation, l'affaiblissement de l'organisme.

Si l'aliment nécessaire aux forces à tous les points de vue est bien donné, les forces vont sans cesse en grandissant jusqu'à l'âge de vingt ou vingt-cinq ans. Ce n'est qu'à cet âge que l'homme a acquis un maximum moral, intellectuel et physique. Ce n'est qu'à partir de cet âge qu'il a le droit et le pouvoir, sans compromettre l'organisme, de faire usage de toutes les forces acquises. Et il ne peut les acquérir que si, dès le début de la vie, l'esprit et le corps reçoivent toujours l'aliment qui leur convient ; il ne peut rester en santé que si la somme de travail, la somme d'aliment, etc., sont convenablement réglementées. C'est avec une hygiène bien faite, dont le seul but doit être de donner à l'homme toutes ses forces, et de toujours les sauvegarder en sauvegardant les centres nerveux, que l'homme peut conserver la santé et continuer la vie sans maladies.

Je n'ai pas à m'arrêter plus longuement aux questions du moral et de l'intellectuel.

La question de l'aliment, qui est d'un si grand intérêt pour les forces physiques et d'un si grand intérêt au point de vue de la conservation de la santé, question qui n'a pas été comprise jusqu'à présent, appelle toute l'attention du médecin.

Lorsque l'aliment est mal donné, le plexus solaire

s'irrite, la cellule celle du cerveau et de la moelle s'irritent, le moral et l'intellectuel s'altèrent, les forces physiques diminuent et toutes les maladies arrivent à la suite.

Il me faut donc, malgré les longs développements que j'ai donnés à ce sujet, dans mes livres antérieurs, revenir à la question de l'aliment. Il a tellement préoccupé les hygiénistes à notre époque, qu'il a pris une place prépondérante dans l'hygiène ; il est devenu pour ainsi dire une question sociale. On a tellement dénaturé son rôle que tous les individus ont été entraînés à en user sans mesure. L'excès de l'aliment est cause en partie des affaiblissements organiques que le médecin rencontre journellement.

II

Je comprends, sous le nom d'aliments, l'aliment solide et l'aliment liquide. L'aliment est la matière que l'organisme consomme chaque jour pour se faire vivre, matière nécessaire à l'esprit pour qu'il puisse se servir de ses centres nerveux et de ses forces.

Pour se procurer cet aliment, il en est, parmi les hommes — et c'est la majorité — qui sont obligés de travailler chaque jour, et un certain nombre d'heures. La minorité — les riches — peuvent l'avoir sans travail.

Les uns et les autres doivent connaître la quantité et la qualité des aliments qui leur sont nécessaires, doivent choisir dans l'immense variété d'aliments que leur présente la nature et qui sollicitent leur appétit. La santé de tous dépend de ce choix.

L'enfant ne peut atteindre la taille, le poids, les forces physiques et intellectuelles, que si sa ration alimentaire est appropriée à ses centres nerveux et aux exigences de son organisme.

L'adulte ne peut penser et bien user de l'intellectuel et du physique que si son aliment lui est bien adapté.

Enfin, le vieillard ne peut espérer prolonger son existence que s'il ne varie pas imprudemment dans le choix de ses aliments.

A ces trois périodes, l'impressibilité de la cellule nerveuse, les exigences du corps doivent être la base servant à fixer le régime alimentaire. Ce régime sera changé, dans ses quantités et dans ses qualités, à ces trois périodes.

Le jeune enfant ne tolère ni la viande ni la boisson fermentée. Il lui faut des aliments pour vivre et des aliments pour satisfaire à la croissance.

La viande est mieux tolérée par l'adulte, mais il ne lui en faut pas des doses excessives. La boisson fermentée, s'il en abuse, aura bientôt raison du plexus solaire, l'irritera et sera cause d'une série de maladies.

Le régime changera de nouveau chez le vieillard ; sa cellule nerveuse est de nouveau plus impressible, à moins de ressort ; aussi, son appétence pour la viande diminue et il en a moins besoin ; la boisson fermentée lui est dangereuse. Elle, que le vulgaire appelle le lait des vieillards, parce qu'il ignore son action sur la cellule nerveuse, n'est que trop souvent cause de la ruine de son système nerveux. Le vieillard doit diminuer sa ration alimentaire, parce qu'il n'a plus à déployer la même activité.

L'alimentation de l'enfant sera réglée par l'éducateur. L'homme mûr et le vieillard se dirigeront eux-mêmes, feront choix eux-mêmes de l'aliment.

Cette question de l'alimentation est comprise faussement par les individus, en sorte que le plus grand nombre compromettent leur organisme par un choix mal fait.

Une substance, végétale ou animale, ne mérite le
nom d'aliment qu'à la condition de se combiner facilement avec l'oxygène de l'air, de se prêter facilement
à l'oxydation. Cet oxygène est porté à l'organisme par
le poumon, et en quantité proportionnée à la dose
d'aliments que l'homme a introduits dans l'estomac.

Le mécanisme nerveux bulbaire, en rapport intime
avec le plexus solaire, assure l'apport de l'oxygène en
quantité proportionnée à l'aliment. L'individu n'a pas à
s'en occuper. Il n'en est pas de même de l'aliment; c'est
ici qu'il intervient, prend l'aliment selon son goût,
son travail, sa fortune; il préside lui-même à son
choix.

L'oxydation de l'aliment, qui est le but final de l'aliment, se fait dans l'intimité des tissus et ne peut être
observée directement. Cette oxydation se fait pour tous
les aliments qui ont pénétré dans les vaisseaux. Journellement, l'homme rejette, en vingt-quatre heures, s'il

est adulte, la quantité d'aliments qu'il a transformés, et les chimistes évaluent à 12 grammes d'azote, à 230 grammes de carbone les quantités qu'il rejette s'il ne travaille pas; quand il travaille et se livre aux exercices physiques, la quantité d'aliments nécessaire augmente, et il rend journellement, en vingt-quatre heures, 20 grammes d'azote, 280 grammes de carbone, 30 grammes de sels, dont 15 grammes de chlorure de sodium; de plus, il expulse, en vingt-quatre heures, de 1 à 2 litres d'eau.

Ces doses rejetées expriment celles qu'il faut restituer journellement au corps, dose qui varie donc selon que le corps est au repos, ou selon qu'il travaille. L'homme est libre d'en prendre plus, mais le corps repoussera ce qu'il ne peut utiliser, toujours, sous la même forme, urée, acide carbonique, vapeur d'eau, et ces quantités augmentent avec l'excédent d'aliment.

Ainsi, l'organisme humain réclame toujours et a réclamé, à toutes les époques, la même quantité d'aliments, quantité uniforme, invariable. Gens oisifs ou travailleurs, riches ou pauvres, sont tous égaux devant la question alimentaire. Si le riche en prend plus qu'il n'est nécessaire, il dénature son appétit, et son instinct faussé le porte toujours vers les substances qui lui font mal. Avec les quantités que je viens d'indiquer, l'homme peut vaquer à ses occupations diverses, intellectuelles et physiques.

L'appétit est une sensation qui rappelle à l'homme,

régulièrement, chaque jour, et plusieurs fois par jour, qu'il a besoin de nourriture ; ces réveils ne sont réguliers que si le régime est modéré et approprié. Cette sensation est essentiellement élastique et se prête à toutes les convoitises de l'esprit. Ceux qui ont un système nerveux peu sensible résistent, plus ou moins longtemps, à l'excès d'aliment ; ceux qui l'ont très sensible ont rapidement le plexus solaire irrité. Ce qui est certain, c'est que tout le monde mange et boit trop à notre époque.

Pour fixer un régime alimentaire, pour apprendre aux hommes à se nourrir, il faut savoir tout d'abord le rôle de l'aliment, comprendre son action sur l'organisme. Cette action est complexe, elle est double, elle est en même temps chimique et physiologique. Son action chimique a été indiquée depuis longtemps par les chimistes eux-mêmes, et consiste, non seulement dans l'oxydation de l'aliment, mais dans les dédoublements multiples que subit la substance. Le chimiste ne peut suivre que vaguement les modifications de l'aliment à travers l'organisme, et nous ne savons pas encore comment l'albumine de l'œuf, du haricot, du lait peut devenir muscle. Cette puissance de changement appartient à la cellule nerveuse et à la cellule en général, qui s'approprient l'aliment et se l'incorporent.

L'action chimique n'intéresse le médecin qu'en seconde ligne ; celle qui est prédominante, celle qu'il doit connaître surtout pour traiter l'homme en santé ou l'homme malade, est l'action physiologique.

J'ai, le premier, fait connaître cette action spéciale pour chaque aliment, qui est la base de tout régime et qui était absolument ignorée avant mes travaux. Cette action physiologique est celle qu'exerce l'aliment sur le plexus solaire et la muqueuse de l'estomac. Impressionnant le plexus solaire, l'aliment va à la suite impressionner tous les centres nerveux ; tout aliment qui passe dans l'estomac est senti par tous les centres nerveux.

J'ai amplement prouvé, par mes expériences sur les animaux, que chaque aliment impressionne d'une façon particulière le plexus solaire et la muqueuse stomacale ; les uns laissent ce centre nerveux et la muqueuse à l'état physiologique, et ne déterminent pas d'irritation du plexus solaire, pas de congestion morbide de la muqueuse stomacale. Les autres irritent le centre nerveux et laissent dans l'estomac une congestion pathologique de la muqueuse. L'impressibilité du plexus solaire étant au maximum chez le nouveau-né, on comprend que celui-ci peut tolérer le contact du lait, mais ne tolère pas le contact de la viande. L'impressibilité du plexus diminue avec les années, et l'adulte s'accommode de la viande parce que la cellule nerveuse, chez lui, a une excitabilité bien moindre.

En résumé, tout aliment a une action double, chimique et physiologique ; il remplit vis-à-vis de l'organisme une fonction double ; son contact avec le plexus solaire répond à sa fonction physiologique ; les transformations qu'il subit, dans les profondeurs du corps, par toutes les cellules organiques, répondent à la deuxième fonction, fonction chimique. Un aliment n'est bon que s'il fait la chimie voulue par l'organisme et s'il laisse le fonctionnement du plexus solaire intact.

Aux trois périodes de la vie, l'impressibilité du centre nerveux se modifiant, le régime alimentaire subira trois espèces de modifications. Dans la première période, du jour de la naissance jusqu'à la fin de la croissance, il subira des variations continues, en tenant toujours compte du centre nerveux. Vers six ou sept ans, où commencera l'éducation intellectuelle, si l'aliment n'est pas bien donné, l'enfant sera difficilement éducable ; s'il fait abus de la viande, son esprit, toujours si mobile et toujours stimulé par le besoin de mouvement, s'il reçoit encore des excitations répétées par la viande, appliquera péniblement son attention aux choses que le maître enseigne ; l'enfant ne songera qu'à jouer, à courir. L'éducation intellectuelle qui doit servir à former l'esprit et à le calmer sera gênée par l'abus du régime carné ; celui-ci empêche l'esprit de s'appliquer. Le régime alimentaire doit aider l'éducateur dans sa tâche et non l'entraver. Dans cette première période où le corps doit grandir, ou vers dix ou douze ans, les organes génitaux vont apparaître, le régime alimentaire doit aider aussi à la croissance et à l'évolution de la fonction génitale.

S'il est mal compris, la croissance est enrayée et la fonction génitale s'altère.

L'éducation de l'enfant réclamant l'apport de la matière intellectuelle, de la matière morale, des exercices physiques, il faut que la matière alimentaire soit dispensée de manière à s'adapter à ces divers faits de l'éducation, et alors l'enfant peut atteindre le développement physique, intellectuel, la taille, l'embonpoint auxquels il est prédestiné, et il aura toutes les forces que son germe annonçait. C'est ainsi que l'on prépare un enfant à devenir un homme qui sera capable de vivre, d'exercer la profession qu'il a choisie selon ses goûts, ses aptitudes et lui appliquera la vigueur dont l'aura doté le régime que réclame une éducation bien comprise. Il sera alors capable de procréer des enfants sains, de faire vivre la nouvelle famille, et d'utiliser l'énergie organique qu'il aura récoltée dans les premières années.

Dans l'état adulte, l'homme a moins besoin de nourriture, ai-je dit, que l'enfant, et il supportera mieux la nourriture de viande qui lui donne des impulsions pour le travail et sa profession; il tolérera les excitations que donnera la viande à son esprit, mais toujours à la condition qu'il n'en fasse pas abus.

Enfin, à la troisième période, le régime du vieillard qui ne peut plus faire les mêmes efforts, chez qui les forces sont diminuées, le régime subira une troisième modification, la viande sera encore une fois diminuée ;

l'esprit du vieillard n'est plus apte à recevoir les mêmes excitations.

Si l'action physiologique de l'aliment doit changer pour ainsi dire tout le temps de la vie, il n'en est pas de même de l'action chimique. Elle est toujours de même nature, aux trois périodes de la vie, chez l'enfant, chez l'adulte et chez le vieillard.

L'aliment, qui n'a pour but que de faire vivre l'organisme, de l'édifier et de le faire durer le plus grand nombre d'années possible, ne peut s'acquitter de sa tâche que, si tous les autres éléments devant servir à l'édification de l'organisme lui sont apportés avec les mêmes précautions que l'aliment.

Pour bien faire saisir le rôle complexe de la matière alimentaire, il me faut citer quelques exemples et il me faut les choisir parmi les plus usuels. Comme aliment solide, je parlerai du bœuf et du haricot débarrassé de sa pulpe ; comme aliment liquide, je citerai l'eau, le lait et le vin.

Comparons d'abord, au point de vue chimique et physiologique, le bœuf et le haricot. Je parlerai en première ligne du rôle chimique.

Le bœuf contient, pour 100 parties, 74 d'eau, 26 d'albumine et fibrine, 6 de gélatine, 2.8 de graisse, 1.6 de sels.

Le haricot renferme, pour 100 parties, 12 d'eau, 25 de matière azotée, 48 d'amidon, dextrine et glycose, 1.9 de graisse, 3 de sels minéraux. Ainsi, au point de vue

de la matière azotée, le haricot, qui en contient 25 p.
100, est bien près du bœuf, qui n'en a que 26 ; mais, au
point de vue de la matière hydrocarbonée, matière qui
sert à faire la chaleur du corps, à nourrir les cellules et
à charger les centres nerveux de fluide nerveux, le haricot est bien supérieur au bœuf, puisqu'il a 48 p. 100
de matière hydrocarbonée, amidon, dextrine, et que le
bœuf n'en possède pas du tout.

Ainsi, comme agent chimique, le haricot est bien
plus estimable que le bœuf. Je sais bien que certains
auteurs ont avancé, très à la légère, sans aucune preuve
à l'appui, qu'il faut du muscle pour faire du muscle ;
cela est tout à fait erroné ; nous ne savons pas comment,
dans l'intérieur du corps, se conduira l'azote du haricot
pour faire du muscle, pas plus que nous ne savons comment l'azote du bœuf fera du muscle. Du reste, les gens
de la campagne battent en brêche leur théorie, puisque
bon nombre ont du muscle sans manger de viande.

Le haricot a donc une supériorité réelle, pour l'alimentation, sur le bœuf ; toutefois, ces deux aliments ont
de grandes analogies sous certains rapports en tant que
richesse chimique ; mais où ils diffèrent profondément,
c'est par le rôle physiologique ; celui-ci est réellement
intéressant pour le médecin. Le haricot débarrassé de
son écorce n'excite le plexus solaire qu'autant qu'il le
faut, de manière à le laisser calme ; il passe inaperçu à
travers l'estomac, pénètre dans la circulation pour fournir du combustible au foyer corporel et charger les cen-

tres nerveux d'énergie nerveuse. Il n'excite pas le plexus solaire en excès ; il n'excite pas l'esprit plus que le plexus solaire. Il n'en est pas de même du bœuf.

J'ai démontré, le premier, que toutes les fibres musculaires de la viande sont un puissant excitant du plexus solaire et, par conséquent, un excitant de l'esprit et de tous les centres nerveux. La fibre musculaire du bœuf a la propriété spéciale d'exciter le centre nerveux de l'estomac et, à la suite, l'esprit, plus que toutes les autres espèces de fibre de viande.

En envoyant des excitations à l'esprit, elle l'entraîne à consommer l'énergie nerveuse accumulée dans les centres et à la dépenser. Elle donne, puisqu'elle ne renferme pas de substances hydrocarbonées, aux centres nerveux moins d'énergie que le haricot, et cependant elle est cause qu'il est continuellement incité à user de ses centres, à les mettre en action.

Lorsqu'elle a produit l'excitation de l'esprit, cette excitation est régulièrement suivie d'un état de dépression et d'une dépression des centres nerveux. L'homme, se sentant faible, est donc naturellement entraîné à en consommer des quantités nouvelles, et des quantités qui iront sans cesse en croissant. C'est ainsi qu'il devient carnivore, et qu'il arrive à se dégoûter des végétaux ; c'est ainsi qu'il arrivera à irriter le plexus solaire, et à la suite tous les centres nerveux.

Dans les premières années, alors que l'esprit de l'enfant est toujours porté au mouvement, à l'agitation, que le repos lui pèse, la viande ne servira qu'à augmenter l'excitation de l'esprit. Comment peut-il, ayant besoin de se calmer pour l'étude, user tranquillement de ses facultés, surtout en prenant de la viande deux fois par jour ? Celle-ci lui rendra le travail pénible, le lui fera détester, altérera son caractère et le rendra capricieux et emporté. Voilà l'action du régime carnivore employé chez l'enfant.

Le haricot ou tout autre aliment de même espèce fournit à la croissance du corps, à ses exercices physiques, ce qui leur est nécessaire ; il n'agite pas l'esprit et le laisse travailler tranquillement. Et cependant les mères, sur la foi des théories médicales qui ont fait croire que la viande seule est capable de donner des forces, pensent être utiles aux enfants en leur donnant de la viande deux fois par jour, et à des doses excessives. L'abus des viandes, chez l'enfant, gêne l'évolution des facultés, altère leur sommeil et en fait des indisciplinés.

J'ai déjà traité la question de la viande au point de vue de l'éducation, dans mon précédent livre : *La Névrose.*

Une éducation ne peut se bien faire avec un faux régime alimentaire.

Et cependant, dans toutes les familles, dans toutes les écoles, on donne aux enfants force viande et vin pour les aider à développer les forces de l'organisme, comme si tel ou tel aliment avait une propriété spéciale pour donner la force. Viande et vin servent surtout à rendre les centres malades, à faire des névrosés, contrarient le développement de l'enfant.

Aucun aliment n'est capable de donner plus ou moins de force à l'organisme; il en est de même du médicament; il n'y a pas d'aliment tonifiant l'organisme, pas plus qu'il n'y a de médicament tonifiant; l'organisme puise sa force en lui-même s'il reçoit l'aliment qui lui convient, s'il est traité d'une manière générale comme il lui est nécessaire, si, en un mot, il est compris. Alors il jouit des forces qu'il est capable d'avoir.

Que de jeunes malades j'ai eu à traiter, victimes des idées fausses sur le régime alimentaire! Ils ne dormaient plus, ne pouvaient plus travailler et étaient devenus tristes, acariâtres, ne grandissant plus. Je ne suis arrivé à les rétablir qu'en leur faisant quitter le collège, en fixant le nombre d'heures de travail et en changeant complètement le régime. Les enfants qui ont un mauvais régime durant toute l'époque de la croissance arrivent à la deuxième période de la vie mal préparés au physique et au moral, insuffisamment développés ; ils seront incapables de bien s'acquitter des devoirs de l'homme. Ce n'est pas seulement sur le moral et le physique qu'agissent les aliments; ils sont sentis également par les organes de la génération, ils poussent l'enfant aux excitations génésiques, à l'onanisme. Ils dérangent la menstruation chez les jeunes filles, et les atteignent l'un et l'autre dans la fonction de génération.

L'enfant, arrivé à la maturité, s'il a été nourri

hygiéniquement, n'est porté à aucune espèce d'excès, ni aux excès de travail intellectuel, ni aux excès physiques, ni à la luxure. Au contraire, si le régime carnivore a été employé chez l'enfant sans mesure, l'homme mûr est porté à toutes espèces d'excès.

Durant la deuxième période de la vie, l'adulte est encore tenu d'user avec mesure de l'aliment solide ou liquide, ou il devient un névrosé.

Enfin, le vieillard qui marche péniblement, chez qui le système nerveux commence à se fatiguer, est moins porté à prendre en trop grande quantité la viande ; du reste, son plexus solaire supporte moins bien le contact de la viande et son esprit n'aime plus les excitations qu'il reçoit de cet aliment.

En résumé, l'organisme de l'enfant, jusqu'à la croissance, se trouve mal du régime carnivore, tel qu'il est pratiqué. L'homme mûr, si le régime est pratiqué dans de saines limites, en peut tirer profit. Le vieillard en a bien moins besoin encore.

La nature, en ornant la mâchoire de l'homme de trois espèces de dents, lui a pour ainsi dire dicté les indications de son régime.

Le régime végétarien doit être associé au régime carnivore, ou bien la santé de l'homme, s'il fait abus de la viande, la santé intellectuelle, morale et physique se perd.

IV

Je ferai, pour l'aliment liquide, ce que je viens de
faire pour l'aliment solide : analyser les propriétés
physiologiques et chimiques de l'aliment liquide, de la
boisson. Ici, je suivrai la voie que j'ai suivie pour
l'aliment solide ; je prendrai quelques types, les plus
usuels, les plus communément utilisés, l'eau, le lait et
le vin.

L'organisme humain a besoin de l'aliment liquide ;
car il est composé de 80 p. 100 d'eau, et il en rejette
chaque jour de 1 à 2 litres ; il est donc forcé de
reprendre chaque jour la même quantité qu'il a
dépensée. Toute cellule ne peut vivre que si elle a de
l'eau à sa disposition ; elle ne peut faire ses réactions
chimiques que si elle a, à son service, la quantité d'eau
nécessaire à ces réactions. L'aliment solide lui en fournit toujours une certaine quantité. Le bœuf en renferme 74 p. 100, le haricot en contient 12 p. 100.

L'homme, mû par le besoin de se nourrir, substitue

souvent à l'eau, le lait et le vin. Le lait renferme 87 p. 100 d'eau ; 1,000 grammes de vin contiennent 780 grammes d'eau. L'un et l'autre donnent donc aussi l'eau que l'organisme réclame, mais il faut ajouter que le lait contient, outre l'eau, 3.6 de matières azotées, beurre 9, du sucre et des sels. Le vin, pour 1,000 grammes, contient 100 grammes d'alcool ordinaire, 22 grammes de tannin, du bitartrate de potasse, de la glycérine, etc. Le lait et le vin ne donnent donc pas seulement de l'eau, mais de l'aliment et de la matière directement assimilable par les cellules.

Le médecin doit se demander s'il est indifférent à l'organisme de recevoir l'eau par l'eau elle-même, ou par le lait ou le vin.

Je ne peux répondre à cette question qu'en analysant les propriétés physiologiques et chimiques de ces trois liquides.

Ces trois liquides ont chacun des propriétés physiologiques et chimiques différentes. L'eau et le lait n'irritent pas le plexus solaire, pénètrent dans la circulation pour y aller remplir chacun une fonction différente.

Le vin, par l'alcool, est essentiellement irritant pour le plexus solaire, beaucoup plus que le bœuf, excitant de l'esprit et de tous les centres nerveux. Les trois liquides passant à travers toutes les cellules, touchant tous les viscères, les muscles et tous les tissus, sortent de l'organisme ; les deux premiers ont laissé les centres nerveux calmes, n'ont pas troublé les viscères; l'alcool du vin, au contraire, laisse des traces que j'indiquerai plus loin.

L'eau est nutritive puisqu'elle fait partie de l'organisme et est indispensable aux cellules ; elle ne leur apporte rien, il est vrai, de la substance nécessaire aux cellules pour les réactions chimiques, mais elle constitue le milieu où se feront ces réactions. Il n'en est pas de même du lait, aliment complet ; il fournit à l'organisme tout ce dont il a besoin, eau, matières azotées et hydrocarbonées.

L'homme peut vivre de lait. J'ai observé beaucoup de malades, travaillant et ne maigrissant pas, qui se contentaient de 3 litres de lait par jour, qui représentent 20 gr. 8 d'azote et 226 gr. 8 de carbone.

Je citerai même un dyspeptique, âgé de trente-quatre ans, qui eut le système nerveux stomacal tellement martyrisé par des lavages d'estomac et des purgatifs répétés, que l'organe ne tolérait plus le contact d'un aliment solide. Il était réduit à ne plus se nourrir que de lait et il n'en pouvait prendre que 2 litres 1/2, qui représentent 17 grammes d'azote et 189 grammes de carbone, quantité très inférieure à la dose indiquée par la formule chimique. Et cependant, en dix mois, ce malade, qui ne pesait plus que 72 livres quand je le vis pour la première fois, qui était mourant, engraissa de 30 livres.

Ainsi, l'organisme humain n'est pas très exigeant.

L'usage exclusif du lait ne suffit pas pour restaurer la fonction de l'estomac ; il ne guérit jamais un estomac malade. L'abus de l'eau, prise en trop grande quantité, ne vaut rien non plus au plexus solaire. Excès de lait ou excès d'eau laissent le plexus solaire apathique et ne lui permettent pas de stimuler suffisamment l'ensemble des centres nerveux.

Arrivons maintenant à définir l'action du vin dans l'organisme même. J'ai déjà dit qu'il est irritant du plexus ; il flatte le palais s'il est bon ; il éveille dans l'estomac une chaleur agréable à l'esprit et donne immédiatement comme une sensation de force. C'est pour ces motifs qu'il est si recherché.

L'eau et le lait, ne produisant aucune de ces sensations, ne sont pas appréciés. L'eau même, pour un grand nombre d'ignorants, est réputée mauvaise à l'organisme ; au contraire, le vin est jugé bon, utile et même indispensable.

Il n'est pas possible de suivre les opérations de l'eau et du lait dans le sein du corps. Il n'en est pas de même du vin. L'alcool du vin nourrit, puisqu'il est démontré qu'une partie est brûlée et que l'autre est éliminée, non brûlée, par les poumons et les autres émonctoires.

Il est démontré qu'à faible dose, l'alcool augmente l'urée et accroît la température du corps. A haute dose, il diminue l'urée et abaisse cette température. L'alcool produit donc, dans l'organisme, des effets que l'on peut apprécier. Après avoir déterminé une production momentanée de forces qui poussent l'esprit à dépenser l'énergie nerveuse, l'esprit sent comme une faiblesse ; la cellule nerveuse a été irritée, excitée par l'alcool ; ayant usé son énergie, elle participe également à la diminution de force de l'esprit. Il faut, pour ramener une excitation, un réveil de l'esprit, une nouvelle quantité d'alcool. L'alcool appelle l'alcool, et l'esprit en demande une quantité sans cesse croissante, et est poussé fatalement à l'abus de celui-ci.

La diminution de l'urée, l'abaissement de la température, déterminés par l'alcool, ont été faussement interprétés par les thérapeutistes. Ils ont rangé l'alcool parmi les aliments d'épargne, entraînant à rendre moins d'urée. Ils ont conclu qu'avec lui il est moins nécessaire de prendre d'aliment.

L'alcool diminue l'appétit, ralentit la digestion. L'abaissement de la température, la diminution de l'urée, signifient que la cellule nerveuse et que toutes les cellules du corps sont déprimées dans leurs fonctions, que les cellules en général sont devenues incapables de bien faire les assimilations, et les transformations nécessaires qui répondent à l'état de santé.

La cellule nerveuse est donc enrayée, par l'excès d'alcool, dans sa fonction, qui est d'entretenir la régularité de nutrition des cellules.

L'alcool a frappé l'organisme dans ses qualités fondamentales de nutrition. Si son introduction dans l'estomac se répète deux fois par jour, aux repas et dans l'intervalle des repas, on comprendra facilement que la cellule nerveuse, fondement de l'organisme, que les cellules en général, se nourrissant mal, peuvent être promptement atteintes dans leur vitalité.

L'abus du vin peut entraîner toutes les maladies, de quelque nature qu'elles soient, toutes les lésions de structure des tissus, des viscères, toutes les dégénérescences.

En résumé, l'excès d'alcool est cause de maladies, soit en irritant le plexus solaire, soit en lésant les cellules nerveuses et les cellules en général.

Toutes les boissons fermentées renfermant de l'alcool peuvent avoir les mêmes inconvénients.

Quelle est la limite où doit s'arrêter l'homme, quelle est la dose qu'il peut prendre sans craindre d'endommager l'organisme? On n'en sait absolument rien. Ceux qui ont un système nerveux résistant pourront un certain temps prolonger l'intempérance sans éveiller la maladie. Ceux qui l'ont très sensible sombreront de bonne heure.

Tel individu prenant une demi-bouteille de vin à chaque repas peut devenir tuberculeux, avoir une maladie du cœur, du rein ou une paralysie générale, sans que les médecins songent à incriminer l'alcool. D'autres toléreront une bouteille de vin à chaque repas, et ne deviendront malades que très tardivement. On peut dire que, dans la société actuelle, les boissons fermentées engendrent le plus grand nombre de maladies que le médecin a à traiter.

J'ai été consulté par un jeune homme de trente-quatre ans, négociant en vins, prenant chaque jour 3 litres de vin ; il est mort à trente-quatre ans, d'une énorme tumeur cancéreuse de l'estomac.

Ainsi, les forces de l'organisme ne puisent pas leur origine dans tel aliment, telle ou telle boisson ; l'aliment ou la boisson ne doivent fournir au corps que ce dont il a besoin ; mais il faut que les uns et les autres respectent les centres nerveux, et alors seulement l'organisme en tire profit, et l'esprit humain jouit de toute sa puissance.

Depuis dix ans, j'applique au traitement des malades, au régime des enfants, ces principes que j'ai puisés dans mes études, et ils m'ont servi à guérir bon nombre de malades jugés incurables, ou à restaurer la santé d'un grand nombre d'enfants et d'adultes.

J'ai appliqué ces principes à la diéthétique des enfants d'un orphelinat dont j'étais le médecin. Ces enfants, nés tous de parents morts plus ou moins jeunes, de tuberculose ou d'autres maladies graves, étaient très fréquemment malades, et dès leur entrée à l'école. Je les ai mis tous au régime de l'eau ; la maladie est devenue beaucoup plus rare et la santé de ces enfants chétifs s'est sensiblement raffermie.

Dans une colonie pénitentiaire composée de jeunes gens de douze à dix-huit ans, travaillant tous aux champs une grande partie de la journée, j'ai institué le régime alimentaire : je prescris l'usage exclusif de l'eau, l'usage de la viande trois fois par semaine et des végétaux à discrétion. Ces jeunes gens sont vigoureux et rarement malades. Le régime a été également bon pour le moral et le physique.

V

L'esprit a, dans l'organisme, des rôles multiples; il a
à sa charge le moral et l'intellectuel et, de plus, il doit
satisfaire les différents instincts qu'éveillent en lui les
centres nerveux. Si le régime alimentaire est mal coor-
donné, mal toléré par le centre nerveux de l'estomac,
il devient promptement souffrant. Ce sont d'abord les
maux de tête et les insomnies, puis le moral est affecté;
l'esprit s'attriste et se désespère, se désintéresse de tout
ce qui l'intéressait, perd le sentiment du devoir, tombe
dans un profond égoïsme. Toutes ses nobles facultés
faiblissent, et il n'entend plus que l'appel de ses mauvais
instincts. Tout ce qui fait la noblesse de l'homme, le
moral et l'intellectuel, se dégrade.

Dans les sociétés primitives, où l'aliment est rare, où
il est difficile à trouver, l'homme peut se nourrir de
l'aliment qu'il rencontre, sans grand inconvénient; il ne
peut abuser parce que l'aliment est rare, et l'inconvénient est d'autant moindre que, dans les sociétés primi-

tives, le système nerveux est moins mis à l'épreuve.

Il n'en est pas de même dans les sociétés civilisées, alors que la matière alimentaire et la richesse abondent ; il est tenu de faire choix dans les aliments et de s'imposer un régime alimentaire rationnel, de ne pas faire abus d'aliments, ou bien il détériore son système nerveux. Un très grand nombre des maladies que nous observons actuellement sont dues au mauvais régime.

Ces excès frappent l'homme non seulement dans le présent, dans son moral et dans son physique, mais ils compromettent son avenir, la faculté de procréation, la vitalité des enfants.

Les chiffres statistiques démontrent clairement l'action de l'aliment mauvais, pris en trop grande quantité, sur l'individu. J'emprunterai les chiffres à l'ouvrage de Husson, intitulé : *Les Consommations de Paris.*

Le Parisien, depuis un siècle, s'est habitué à grossir peu à peu sa ration alimentaire ; la plus grande partie de la ration qu'il consomme lui est superflue, et l'organisme la rejette sans pouvoir l'utiliser. Le Parisien, en ce siècle, double et triple sa ration de vin et de viande, de bière, etc.

En 1789, il consommait en moyenne 11 grammes de poisson de mer par tête ; il lui en faut 33 grammes en 1872, c'est-à-dire une quantité triple ; il consomme, en 1872, trois fois plus de volaille et de gibier qu'en 1800 ; il double sa ration de porc, d'huîtres, de beurre, de fromage.

L'estomac du Parisien s'habitue à demander des quantités d'aliments de plus en plus grandes ; il grossit son appétit sans raison, devient de plus en plus exigeant.

En 1842, chaque année il use 3 kilogr. 268 de sucre ; en 1872, il lui en faut 7 kilogr. 863, une quantité double. En 1842, 6 kilogr. 500 de sel de cuisine lui suffisent chaque année ; en 1872, ce sont 8 kilogr. 940 qui lui sont nécessaires ; il augmente toute sa consommation. Il double sa consommation de thé, il dépense trois fois plus d'argent en 1872 pour le tabac qu'en 1850. Ainsi, le Parisien s'habitue, d'année en année, à augmenter sa ration sans que son organisme l'exige ; mais, en même temps, il s'impose des dépenses d'argent qui grandissent sans cesse ; car le prix des denrées alimentaires grandit avec l'augmentation de consommation ; le prix de la viande, du vin, etc., devient double, triple. L'augmentation des prix, pour payer la quantité d'aliments qui n'est pas nécessaire à l'organisme, ne préoccupe pas le riche ; mais l'homme qui ne vit et ne se nourrit que par son travail est donc tenu de faire sans cesse plus d'efforts intellectuels, physiques, pour acquérir cette matière alimentaire ; le besoin de luxe se développe fatalement et parallèlement avec le besoin d'aliment.

Le Parisien de 1872 a donc imposé à ses centres nerveux une tâche bien plus lourde que le Parisien de 1800 et les compromet à tous les points de vue. La vie est facile, je l'ai démontré plus haut, l'organisme réclame peu pour s'entretenir ; le Parisien a rendu la vie difficile, a créé ce que l'on a appelé la lutte pour la vie, lutte qui ruine le système nerveux, lutte qu'il s'est malheureusement imposée aux dépens de son organisme.

L'esprit humain ne supporte pas ces efforts continus, incessants pour la vie ; ses centres nerveux ne les lui permettent pas indéfiniment et ne résistent pas à la lutte trop longtemps continuée.

Husson, qui ne connaissait pas l'influence du régime alimentaire chez l'homme, constate avec plaisir que la consommation de viande et de vin croît toujours à mesure que l'on avance dans le siècle, aussi bien que la consommation de tout le reste de la substance alimentaire. Cette augmentation représente, pour les économistes, l'augmentation de richesse, ce qui est vrai, et en même temps un accroissement de prospérité et de bien-être ; ici, Husson s'est trompé avec tous les économistes. La somme d'argent, qu'un peuple dépense pour sa nourriture indique sa richesse et rien de plus ; si un peuple fait un mauvais usage de sa richesse pour user d'aliments qui lui nuisent, il diminue sa santé, ses forces, il dégénère.

Husson constate avec étonnement que, à mesure que la quantité de viande consommée par le Parisien augmente, la progéniture humaine diminue ; la prolificité du Parisien décroît progressivement ; il y a, pour ainsi dire, une proportion inverse entre les chiffres de la procréation humaine et les chiffres de la procréation animale. Cela n'a rien d'étonnant; Husson était un économiste distingué, mais il n'était pas médecin et ne connaissait pas l'action de l'aliment et de la boisson, qui passent par l'estomac, sur le centre nerveux des organes de la génération.

Voici les chiffres qui ont grandement surpris Husson et que le médecin s'explique facilement.

La procréation animale est de 8.82 p. 100 de 1831 à 1861, et la procréation humaine est de 5 p. 100.

La procréation humaine baisse, de 1852 à 1862, de moitié; l'accroissement de progéniture animale est de 8.63 p. 100, et la progéniture humaine n'est plus que de 2.60 p. 100.

Enfin, de 1862 à 1866, la consommation de viande et de vin a notablement augmenté, la progéniture animale s'élève à 13.95 p. 100, et la progéniture humaine n'est plus que de 1.82 p. 100.

Ainsi, la consommation de viande, à laquelle s'ajoute naturellement la consommation de vin, a une influence directe sur la dépopulation. Dans la discussion de l'Académie de médecine sur la dépopulation, cette influence de l'aliment a été méconnue.

Le régime carné excessif est une cause incontestable de stérilité, ou une cause des accidents multiples qui entravent la grossesse. Le régime carné excessif frappe la femme, non seulement durant la grossesse, mais il

diminue la vitalité des enfants; les chiffres de Husson
le démontrent.

Il y a un mort-né sur 18.11 naissances de 1817 à
1830, et il y a un mort-né sur 12.25 naissances de
1866 à 1872.

Les chiffres du même auteur prouvent la diminution
de fécondité; cette fécondité n'est déjà pas grande à la
suite des guerres du premier Empire; ainsi, une naissance se constate sur 26.91 habitants de 1817 à 1830;
elle décroît encore, et il n'y a plus qu'une naissance
sur 34.39 de 1866 à 1872.

L'hygiène publique s'améliore, la science médicale
progresse à mesure que le siècle avance, et cependant
le nombre de malades traités à l'hôpital qui meurent
est plus élevé. Husson nous fait savoir qu'il y a
11.37 p. 100 de mortalité dans les hôpitaux de Paris
de 1840 à 1849, et qu'il y a 12.29 p. 100 de mortalité
de 1860 à 1869.

La vitalité diminue chez le nouveau-né; l'adulte,
l'individu résiste de moins en moins à la maladie;
cela n'est pas seulement vrai pour le Parisien, ce n'est
pas à Paris seulement que la vie diminue. Un professeur de la Faculté de médecine d'Édimbourg, Sir James
Christon, dans son cours d'ouverture en 1892, signalait
à l'attention de ses auditeurs ce fait grave, qu'en
Angleterre les hommes mûrs meurent en grand nombre
et n'atteignent pas la vieillesse; le nombre des vieillards
diminue sans cesse.

La véritable raison de la dépopulation, de la diminution de vie, c'est que l'homme, au XIXe siècle, a irrité ses centres nerveux par sa mauvaise hygiène, son hygiène morale, intellectuelle et son hygiène alimentaire ; elle a été fausse à tous les points de vue.

L'esprit de l'homme est rivé aux centres nerveux, en dépend ; la mauvaise hygiène irrite ces centres et dénature l'esprit, l'altère. Journellement, on observe les conséquences fâcheuses de cette hygiène à laquelle nos éducateurs soumettent les enfants ; ceux-ci n'attendent plus les déceptions de la vie pour se décourager, pour se désespérer; le suicide des enfants n'est pas rare : ils sont fatigués de la vie sans avoir vécu.

Grâce à la mauvaise hygiène, tous les instincts se vicient; l'amour de la vie et celui du prochain se perdent, des enfants deviennent assassins ; enfin, la folie augmente dans des proportions inquiétantes. 1872 compte trois fois plus d'aliénés que 1840; les hôpitaux d'aliénés deviennent insuffisants.

Le physique baisse comme le moral; la taille des individus qui tirent à la conscription diminue d'année en année.

L'homme de la fin du XIXe siècle ne supporte plus les secousses morales, le travail intellectuel, les grandes marches comme l'homme du commencement du siècle. Le système nerveux n'a plus la même résistance, le même ressort qu'au commencement du siècle; toutes les classes de la société présentent la même déchéance nerveuse ; le système nerveux est excité, irrité et, à la suite, l'esprit de l'homme est excité, irrité ; cette excitation, cette irritation continue fait que la vie lui pèse, le devoir à remplir est une charge trop lourde ; cet état d'esprit fait que l'homme n'est jamais content de son sort.

Tout doit être modifié dans l'hygiène actuelle, hygiène morale, intellectuelle, physique et alimentaire.

Le système nerveux ne peut retrouver de la vigueur, du ressort que par l'éducation ; l'esprit ne vaut que selon cette éducation.

Le moral de l'enfant ne peut se former sans la matière religieuse ; elle seule est capable d'éveiller en lui le sentiment du bien, du juste, du devoir vis-à-vis de lui-même et vis-à-vis de l'organisme social ; elle doit occuper la première place dans l'éducation ; elle peut seule satisfaire l'idéal de l'homme civilisé ; la suppression de cette matière nous ramènera à la barbarie, à l'état sauvage. Ce n'est pas la matière scientifique qui en peut tenir lieu, la remplacer ; elle ne donne pas à l'esprit le repos dont il a besoin, elle l'agite.

Le cerveau grandit jusqu'à vingt ans ; dans cette période de formation, l'esprit ne supporte pas des efforts continus, exagérés ; et cependant notre organisation sociale impose, dans cette première période, à l'esprit une tâche exagérée. Dans cette première période, le jeune homme ne travaille pas librement, tranquillement, il a en vue des examens, des concours qui l'excitent; ces examens, ces concours décideront de son avenir; s'ils lui sont favorables, il est tenu de continuer, dans les écoles où il est admis, un travail encore excessif deux ou trois années; finalement, le cerveau est fourbu et tout le système nerveux est malade. Le cerveau des jeunes filles est actuellement soumis à la même besogne que le cerveau des jeunes gens; le cerveau féminin a des aptitudes spéciales, différentes de celles du cerveau de l'homme. Le rôle social de la femme lui impose une hygiène bien plus sévère que celle de l'homme, et, par une aberration de l'esprit, elle recherche les professions que l'homme seul est à même de remplir parce qu'elles exigent des fatigues intellectuelles et physiques qui sont au-dessus de ses forces.

Dans la première période de la vie, période de l'éducation, le but du travail intellectuel et du travail physique, de l'exercice physique, sera d'habituer l'esprit à user de ses facultés, attention, réflexion, mémoire, etc. et de l'aider à les développer, de lui fournir les notions qu'il aura à utiliser pour l'avenir, d'habituer l'esprit à se servir des muscles, de lui donner de l'adresse, de l'agilité. Les grands efforts intellectuels et physiques seront réservés à la deuxième période, à partir de vingt ans, et sont dangereux avant cette époque. Celle-ci est décisive dans la vie de l'individu. Si le cerveau et la moelle ont été bien ménagés jusqu'à cette époque, l'homme pourra produire son summum d'intelligence et d'activité musculaire.

Le régime alimentaire a la plus grande importance pour sauvegarder la santé de la cellule du cerveau et de la moelle; ce régime mal appliqué avant vingt ans, l'irritation de ces deux centres se produit très facilement; le surmenage nerveux a sa source très fréquemment dans le régime alimentaire seul.

Avant l'âge de vingt ans, la boisson fermentée sera entièrement supprimée et le régime carné sera très diminué.

Si l'hygiène que réclame l'organisme de l'enfant est bonne, son système nerveux restera en santé, le mettra à l'abri de la maladie et lui permettra de résister à celles qu'il ne peut éviter.

Le système nerveux une fois restauré, l'individu n'aura plus ces sentiments vils, ces haines de tout genre, sociales, religieuses, etc., qui hantent les esprits à notre époque; il se débarrassera de ce pessimisme morbide qui, par des suggestions maladives, lui fait mépriser le monde et entrevoir, à tort, de profondes rénovations sociales.

Le système nerveux restauré, l'individu aura, de nouveau, du plaisir à vivre, du plaisir à faire son devoir, et il retrouvera l'espérance, qui n'abandonne jamais l'homme dont le système nerveux est en parfaite santé.

TABLE DES MATIÈRES

CORBEIL. — IMPRIMERIE CRÉTÉ-DE L'ARBRE.

www.ingramcontent.com/pod-product-compliance
Lightning Source LLC
LaVergne TN
LVHW010729060726
842527LV00002B/240